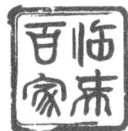

中国医学临床百家

金 力 / 著

生殖道HPV感染 与宫颈病变

金力 2025 观点

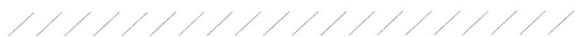

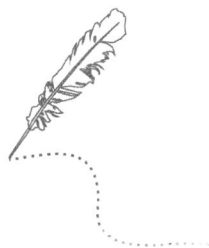

科学技术文献出版社
SCIENTIFIC AND TECHNICAL DOCUMENTATION PRESS

·北京·

图书在版编目（CIP）数据

生殖道 HPV 感染与宫颈病变金力 2025 观点／金力著.
北京：科学技术文献出版社，2025. 6. —— ISBN 978-7
-5235-2482-4

Ⅰ. R711.3；R711.74

中国国家版本馆 CIP 数据核字第 2025WF6463 号

生殖道 HPV 感染与宫颈病变金力 2025 观点

策划编辑：袁婴婴　　　责任编辑：袁婴婴　　　责任校对：彭　玉　　　责任出版：张志平

出　版　者	科学技术文献出版社
地　　　址	北京市复兴路 15 号　邮编　100038
编　务　部	（010）58882938，58882087（传真）
发　行　部	（010）58882868，58882870（传真）
邮　购　部	（010）58882873
官 方 网 址	www.stdp.com.cn
发　行　者	科学技术文献出版社发行　全国各地新华书店经销
印　刷　者	北京虎彩文化传播有限公司
版　　　次	2025 年 6 月第 1 版　2025 年 6 月第 1 次印刷
开　　　本	710×1000　1/16
字　　　数	95 千
印　　　张	10.75　彩插 2 面
书　　　号	ISBN 978-7-5235-2482-4
定　　　价	98.00 元

序
Preface

韩启德

　　欧洲文艺复兴后，以维萨利发表《人体构造》为标志，现代医学不断发展，特别是从 19 世纪末开始，随着科学技术成果大量应用于医学，现代医学发展日新月异，发生了根本性的变化。

　　在过去的一个世纪里，我国现代化进程加快，现代医学也急起直追。但由于启程晚，经济社会发展落后，在相当长的时期里，我国的现代医学远远落后于发达国家。记得 20 世纪 50 年代，我虽然生活在上海这个最发达的城市里，但是母亲做子宫切除术还要到全市最高级的医院才能完成。我患猩红热继发严重风湿性心包炎，只在最严重昏迷时用过一点青霉素。20 世纪 60—70 年代，我从上海第一医学院毕业后到陕西农村基层工作，在很多时候还只能靠"一根针，一把草"治病。但是改革开放仅仅 30 多年，我国现代医学的发展水平已经接近发达国家。可以说，世界上所有先进的诊疗方法，中国的医生都能做，有的还做得更好。更为可喜的是，近年来我国医学界开始取得越来越多的原创性成果，在某些点上已经处于世界领先地位。中国医生已经不再盲从发达国家的疾病诊疗指南，而能根据我们自己的经验和发现，根据我国自己的实际情况制定临床标准和规范。我们越来越有自己的东西了。

要把我们"自己的东西"扩展开来，要获得越来越多"自己的东西"，就必须加强学术交流。我们一直非常重视与国外的学术交流，第一时间掌握国外学术动向，越来越多地参与国际学术会议，有了"自己的东西"也总是要在国外著名刊物去发表。但与此同时，我们更需要重视国内的学术交流，第一时间把自己的创新成果和可贵的经验传播给国内同行，不仅为加强学术互动，促进学术发展，更为学术成果的推广和应用，推动我国医学事业发展。

我国医学发展很不平衡，经济发达地区与落后地区之间差别巨大，先进医疗技术往往只有在大城市、大医院才能开展。在这种情况下，更需要采取有效方式，把现代医学的最新进展以及我国自己的研究成果和先进经验广泛传播出去。

基于以上考虑，科学技术文献出版社精心策划出版"中国医学临床百家"丛书。每本书涵盖一种或一类疾病，由该疾病领域领军专家撰写，重点介绍学术发展历史和最新研究进展，并提供具体临床实践指导。临床疾病上千种，丛书拟以每年百种以上规模持续出版，高时效性地整体展示我国临床研究和实践的最高水平，不能不说是一个重大和艰难的任务。

我浏览了丛书中已经完稿的几本书，感觉都写得很好，既全面阐述了有关疾病的基本知识及其来龙去脉，又介绍了疾病的最新进展，包括作者本人及其团队的创新性观点和临床经验，学风严谨，内容深入浅出。相信每一本都保持这样质量的书定会受到医学界的欢迎，成为我国又一项成功的优秀出版工程。

"中国医学临床百家"丛书出版工程的启动，是我国现代医学百年进步的标志，也必将对我国临床医学发展起到积极的推动作用。衷心希望"中国医学临床百家"丛书的出版取得圆满成功！

　　是为序。

2016 年作于北京

作者简介

Author Introduction

　　金力，教授，博士研究生导师，现就职于北京协和医院妇产科。目前担任中华医学会妇产科学分会计划生育学组组长、中国医师协会妇产科医师分会生育调控学组组长、中国老年保健协会副会长、全国卫生产业企业管理协会计划生育与优生专业委员会副主任委员、国家卫生健康委员会百姓健康频道——"健康中国行动"核心科普专家库特聘专家。

　　从事妇产科临床工作30余年，主要研究方向为生殖健康与妇科疾病的发生机制和预防，特别是在不孕与优生优育、孕前咨询、生殖道 HPV 感染与宫颈病变等方面均有着深入的研究，擅长妇科各种常见病、疑难病症的诊治及宫、腹腔镜等微创手术的开展。2002 年作为访问学者在澳大利亚墨尔本皇家妇产医院对宫颈病变、HPV 感染及 HPV 疫苗等进行了深入学习与研究。临床中重视并认真诊治每一位患者，擅长与患者沟通，通过细致的病史了解，掌握患者的不同特点，为她们设计个体化的诊疗方案，使她们获得良好的医疗服务体验。临床中坚持不断学习和总结经验，发表论著50余篇，并负责完成国家自然科学基金等多项研究项目，兼任国家自然科学基金等重大项目的评委、《中华临床医师杂志（电子版）》专家委员会委员，以及核心期刊《中华妇产科杂志》《中国计划生育杂志》《中国计划生育和妇产科杂志》《国际生殖健康/计划生育杂志》的编委。

前 言
Foreword

　　时光荏苒，自《生殖道 HPV 感染与宫颈病变金力 2017 观点》一书出版以来，已过去 8 年。这期间，HPV 感染相关领域的研究日新月异，新的循证医学证据不断涌现，临床诊疗指南也随之更新。为将这些最新进展及时呈现给读者，笔者对本书进行了全面修订和更新。此次再版，不仅对原有章节进行了更新和补充，还新增了部分内容。笔者始终坚信，临床医生是抗击 HPV 感染、守护女性健康的第一道防线。本书的编写初衷就是希望能够为临床医生提供一本实用、权威的参考书，帮助他们更好地理解和应对 HPV 感染相关的各种临床问题。临床医生通过阅读本书能够：①更深入地了解 HPV 感染的流行病学、致病机制和自然病程；②更准确地掌握宫颈癌前病变的诊断标准和治疗规范；③更有效地与患者沟通，消除患者对 HPV 感染的恐慌心理；④更积极地参与 HPV 感染相关疾病预防和控制工作。

　　医学发展永无止境，笔者将继续关注 HPV 感染相关领域的最新进展，并及时更新本书内容，力求为读者提供最新、最全面的知识和信息。

　　最后，衷心感谢所有为本书提供帮助和为本书出版做出贡献的专家学者和工作人员！

金　力

2025 年 3 月 8 日

目 录
Contents

男性感染 HPV 的特点与研究现状 / 027

外阴、阴道 HPV 感染及癌前病变的诊断与治疗 / 033

HPV 感染的流行病学

　　宫颈癌筛查始于 20 世纪 50 年代末期，从最早期的巴氏涂片筛查技术到今天的液基薄层细胞学检查（thin-prep cytology test，TCT）、人类乳头状瘤病毒（human papilloma virus，HPV）分型、定量及 HPV 疫苗的出现，可以说宫颈癌从筛查到预防实现了质的飞跃，使得全球宫颈癌的死亡率显著下降。但在 2020 年的最新报道显示，宫颈癌已成为女性第 4 位高发癌种，每年仍约有 60.4 万的新发病例，死亡病例达 34.2 万，其中 80% 的病例发生在发展中国家。我国宫颈癌的发病率在世界排名第二，2022 年我国宫颈癌新发病例有 15.1 万，发病率为 13.8/10 万，居女性癌症发病的第 5 位，并且呈现年轻化趋势。由此可见，我们所做的努力还远远不够。欧美成功的经验告诉我们，规范、普及的宫颈癌筛查能及时发现宫颈 HPV 感染、宫颈癌前病变，显著降低宫颈癌的发生率。HPV 疫苗的广泛接种（尤其 <26 岁的人群）可进一步降低 HPV 的感染率、宫颈癌前病变和宫颈癌的发生率，使宫颈癌有望

成为世界上第一个可以预防或根除的恶性肿瘤。

1. HPV 感染不一定会导致宫颈癌的发生

HPV 是人类乳头状瘤病毒的英文名缩写，该病毒为嗜上皮性病毒，顾名思义，它对皮肤复层鳞状上皮具有特异的亲和性，就像一些流感病毒会对呼吸道黏膜具有亲和性，引起病毒性感冒一样。HPV 感染皮肤会出现疣状物，也就是我们俗称的"瘊子"；外阴生殖器感染后出现的疣状物我们常称为"尖锐湿疣"；阴道或宫颈感染 HPV 会出现阴道或宫颈癌前病变，或称为阴道上皮内瘤变、宫颈上皮内瘤变（cervical intraepithelial neoplasia，CIN），甚至发生宫颈癌。那为什么有的 HPV 感染会发展为宫颈癌，而有的仅表现为"尖锐湿疣"或"瘊子"呢？流行病学研究发现，有些 HPV 属于低危型 HPV（low risk HPV，LR-HPV），如 HPV 6、11，这类病毒感染很少诱发恶变，所以也称为"非致癌性 HPV"；而高危型 HPV（high risk HPV，HR-HPV），如 HPV 16、18，这类病毒如果感染没有及时清除，则会诱发恶变，又称为"致癌性 HPV"。生殖道感染 HPV（特别是 HR-HPV）是宫颈病变和宫颈癌发生的主要危险因素。有 HPV 感染不一定就会发生宫颈癌，不需要过度恐慌。从 HPV 感染到宫颈癌的发生是量变到质变的过程，需要时间，受病毒本身、宿主及环境三方面的共同作用，其中最为重要的是所感染的 HPV 分型，只有 HR-HPV 感染才有可能导致宫颈癌。

2. HPV 感染目前不能通过血液检测

HPV 基因组呈超螺旋结构，双链环状 DNA，无包膜，二十面体衣壳结构，属乳头瘤病毒科。到目前为止，已确认的 HPV 基因类型有 150 余种，根据其感染的上皮部位分为皮肤型 HPV 和生殖道上皮型 HPV，大约有 40 种型别涉及生殖道感染，其中约 20 种与肿瘤发生有关。根据不同型别的 HPV 与发生癌症危险性的高低，将其分为 LR-HPV 型和 HR-HPV 型。LR-HPV 型常见的有 5 种，分别为 HPV 6、11、42、43、44，常引起外生殖器尖锐湿疣等良性病变及宫颈低级别鳞状上皮内瘤变（low grade squamous intraepithelial lesion，LSIL）；HR-HPV 型常见的有 13 种，分别为 HPV 16、18、31、33、35、39、45、51、52、56、58、59、68，常与宫颈高级别鳞状上皮内瘤变（high grade squamous intraepithelial lesion，HSIL）及宫颈癌的发生相关，尤以 HPV 16 和 HPV 18 型多见。目前有关 HPV 的检测方法，美国食品药品监督管理局（food and drug administration，FDA）已经批准了若干种，这些方法可评估宫颈脱落细胞是否含有 15～18 种可能致癌的 HR-HPV，大多数检测方法可检测 13～14 种最常见的高危型亚型。使用这些检测试剂盒时必须按照 FDA 批准的说明书进行操作且满足临床操作的特殊标准。同时，TCT 和 HPV 检测必须使用 FDA 或国家药品监督管理局批准的专用标本收集液，因为未经批准的收集液在特殊情况下可能带来错误的结果。临床中一些医院采用不规范的 HPV 检测试剂盒，导致 HPV 的检测呈假阳性，给患者带来不必要的恐慌。我们知道 HPV 检查需要经阴道操作，有些医生感觉该操作烦琐，非常不方便，是否可以通过静脉抽血进行检测呢？由于 HPV 不能连续培养，无法通过纯化获得足够的数量而进行生化和抗原鉴定，因此，目前 HPV 只有基因分型，没有血清分型，也就是说，目前只能通过阴道宫颈细胞学检查及 HPV-DNA 的检测来发现 HPV 的感染、宫颈鳞状上皮内瘤变，而无法通过血液检查来发现是否有 HPV 感染及感染了何种类型的 HPV。血清学检测 HPV 抗体 IgG 可能是目前检测是否有 HPV 感染的最好方法，但目前尚没有确定的检测方法用于临床。该检测发现，血清抗体阳性可能提示没有任何症状的人曾经感染过 HPV。已有研究发现，在女性感染了 HPV 6、11、16、18 时，其体内产生的血清抗体会高于男性，可能与女性的特殊解剖部位、血清对生殖道感染的反应能力、宿主基因和免疫因素等有关。对于男性，曾有肛门－生殖道尖锐湿疣病史的患者，其血清抗体阳性率高于患有尖锐湿疣的患者，这可能与机体产生免疫抗体需要一定的时间有关，但有些男性即使有 HPV 感染，其体内也始终没有抗体产生。曾有研究显示，女性血清中 HPV 抗体的检测可能会低估 HPV 感染的发生率，同时也发现血清中产生的抗体对于不同分型的 HPV 没有特异性，如发现 HPV 6 和 HPV 11 有交叉反应，HPV 16、31、33、58 之间，以及 HPV 18、39、45、59 之间均具有交叉反应。因此，对于血清学检测 HPV 抗体的方法及临床意义有待进一步的深入研究。2016

年美国妇产科医师学会（American College of Obstetricians and Gynecologists，ACOG）在最新的宫颈癌筛查和预防指南中指出，HPV 检测的指征如下：①细胞学结果为意义不明确的非典型鳞状细胞（ASCUS）的病例，决定是否需要阴道镜检查；②30 岁以上的女性应用宫颈癌细胞学筛查并附加 HR-HPV 检测；③2014 年 FDA 批准了一种 HPV 检测，用于 25 岁及以上女性的初始宫颈癌筛查。该指南明确指出，HPV 的检测只用来测试是否存在 HR-HPV，对于 LR-HPV 的检测没有意义，因此不建议进行针对 LR-HPV 的检测。而对于 HPV 分型的检测，该指南也明确规定，仅建议宫颈细胞学检查为阴性而 HR-HPV 检测为阳性的 30～65 岁女性才可进行。

3. 性行为是 HPV 感染的主要传播途径

人体皮肤屏障的完整性对于防止细菌、病毒感染具有非常重要的作用，当这种屏障遭到破坏后就会为细菌、病毒提供侵入的机会。HPV 感染可能是多途径的，但目前已明确的是，HPV 感染的主要途径是性行为传播，如性交、口交，以及母－婴之间的垂直传播等。由于 HPV 的嗜上皮性，其对复层鳞状上皮具有特异的亲和力，加之生殖道皮肤黏膜及组织结构的特点，特别是宫颈鳞－柱交接部的移行带，为 HPV 感染后的生根发芽提供了良好的生长环境。HPV 感染通常是没有症状的，在处于生育年龄、性生活活跃的年轻女性中 HPV 感染率最高，宫颈感染至少一种 HPV 的终生感染率高达 40%。全球范围内，每年有 10%~15% 的新感染病例。HPV 感染期比较短，80% 左右的女性在感染后的 8~10 个月就会自然消退，只有 10%~15% 的女性表现为持续性感染，且只有持续性 HR-HPV 感染才会导致患宫颈癌的风险增高。

4. 持续性 HPV 感染使宫颈癌的发生率更高

持续性 HPV 感染是指间隔一年以上的时间，连续两次检测出同一个类型的 HPV，这里的 HPV 主要指的是 HR-HPV。持续性 HPV 感染意味着 HPV-DNA 整合到人体宿主自身宫颈细胞核的 DNA 中，导致基因突变及宫颈鳞状上皮细胞的异常增生，进而出现不典型增生导致宫颈癌变。2016 年 ACOG 关于宫颈癌筛查与预防的指南指出，何种因素会导致 HPV 发生持续性感染尚不完全清楚，但 HPV 的基因类型似乎是决定持续性感染和病情进展的最重要因素。HPV 的基因类型有很多种，其中 HPV 16 具有最强的致癌能力，全世界有 55%~60% 的宫颈癌与它有关；HPV 18 是第二个常见的致癌类型，且 10%~15% 的宫颈癌与它相关；还有约 12 种类型的 HPV 与剩余比例的宫颈癌有关。已知的能够增加 HPV 持续性感染的因素包括吸烟、免疫系统功能抑制及人类免疫缺陷病毒（human immunodeficiency virus，HIV）感染。HPV 感染在青少年和 20~30 岁的女性中最常见。大多数青年女性，尤其是 21 岁以下的女性，自身能够产生有效的免疫反应（平均 8 个月能够清除病毒或者在 8～24 个月内将病毒载量降低到无法测出的水平，随着病毒的清除，该人群的绝大多数宫颈上皮内瘤变也将自发消失）。无论 30 岁还是小于 30 岁的女性，新感染的 HPV 依旧较少发展为持续性感染。但是 30 岁以上发现的 HPV 感染则更可能反映的是持续性感染，这一点和年龄越大发生高级别鳞状上皮内病变的概率越高也是相符的。

5. 多因素可导致持续性 HPV 感染

持续性生殖道 HR-HPV 感染是宫颈癌发生的必要条件，没有 HPV 感染就没有宫颈癌的发生。但是为什么有的人感染 HPV 会自愈，有的则会发生癌前病变甚至宫颈癌呢？2002—2005 年一项有 40 399 名女性参加的宫颈癌筛查大样本人群队列研究显示，7778 名女性为 HR-HPV 阳性，在入组后的 1～4.5 年定期检测 HPV-DNA 中发现，持续性 HR-HPV 感染率为 31.4%，曾经有生殖道尖锐湿疣的女性（$OR=1.35$，95% CI：1.04～1.74）、正在使用口服避孕药的女性（$OR=1.35$，95% CI：1.13～1.63）、全身使用糖皮质激素的女性（$OR=2.04$，95% CI：1.16～3.56）发生持续性 HR-HPV 感染的概率显著升高，因此，曾经有生殖道尖锐湿疣、正在使用口服避孕药或全身使用糖皮质激素是 HR-HPV 感染的危险因素。妊娠、分娩，以及使用含有激素类的宫内节育器、激素治疗、非甾体抗炎药均不是发生持续性 HR-HPV 感染的危险因素。持续性 HR-HPV 感染与免疫力下降也有关，机体在持续性

HR-HPV 感染的作用下免疫力更低，这在宫颈癌的发展中起着至关重要的作用。

6. HPV 感染后机体发生的免疫反应和持续性 HPV 感染的发生机制

大多数 HPV 感染局限于黏膜上皮内层，不会发展为癌症。约90% 的 HPV 感染患者在病毒感染后的几个月内出现固有免疫和体液免疫介导的病毒清除。10% 的患者有持续性感染，约 1% 的患者有发生宫颈癌的风险。持续性 HPV 感染导致宫颈癌的发生，病毒的清除与发生持续性 HPV 感染之间的博弈是宫颈癌变的核心。

那么机体发生怎样的免疫反应可清除病毒呢？机体清除病毒的关键免疫机制是什么？研究表明，在癌前病变进程中，宿主通过三重防御系统实现免疫清除：① $CD4^+/CD8^+$ T 淋巴细胞与巨噬细胞的协同浸润形成细胞免疫屏障；②促炎细胞因子水平显著升高；③特异性中和抗体的持续诱导产生。这种多维度免疫应答可有效阻断病毒复制并促进感染细胞清除。这种抗体在病毒感染后被触发，只针对病毒颗粒，而不是病毒感染的细胞，因此无法治愈疾病。人体的巨噬细胞和自然杀伤（natural killer，NK）细胞在免疫应答中的作用也不清楚。朗格汉斯细胞（Langerhans cell）是上皮细胞中主要的抗原提呈细胞（antigen presenting cell，APC），在识别 HPV 感染和诱导细胞免疫反应中至关重要。固有免疫和适应性免疫的结合可以预防 HPV 感染。

靶向早期病毒蛋白的细胞毒性 T 细胞可以消灭被病毒感染的细胞。识别 L1 蛋白的辅助性 T 细胞可诱导 nAb，防止病毒传播和宿主的再感染。然而，免疫反应是否能够保护机体不被相同甚至其他类型的 HPV 再次感染是有争议的。当宿主免疫系统无法清除病毒（HPV 持续感染期）时，E6 和 E7 蛋白的表达可促进病变进展，导致免疫偏离，这通常是由于 E2 启动子甲基化和病毒整合导致的。尽管肿瘤组织中存在大量的 HPV 特异性 T 细胞，但免疫系统仍无法根除肿瘤，提示存在免疫抑制肿瘤微环境。HPV 逃避免疫系统的机制包括：①抗原提呈机制的下调，如主要组织相容性复合体（major histocompatibility complex，MHC）Ⅰ类抗原；②抵抗细胞毒性 T 淋巴细胞（cytotoxic T lymphocyte，CTL）介导的细胞毒性；③免疫因子表达异常，如干扰素下调，白细胞介素（interleukin，IL）- 10、转化生长因子-β1（transforming growth factor-β1，TGF-β1）上调；④吸引抑制免疫反应的免疫细胞，如不成熟的树突状细胞（dendritic cell，DC）、耐受性树突状细胞、调节性 T 细胞（Treg cell）、肿瘤相关巨噬细胞（tumor associated macrophage，TAM）和髓系来源性抑制细胞（myeloid derived suppressor cell，MDSC）；⑤过表达 E6 和 E7 蛋白破坏细胞中 DNA 的修复，导致基因组不稳定和免疫逃逸。

持续性 HPV 感染

7. 不同年龄组的人群对 HPV 感染清除的能力有所不同

HPV 感染非常常见，全世界女性中每年有 10%～15% 的新感染病例，年轻的、性生活活跃的女性 HPV 感染率最高，其感染的高峰年龄为 18～28 岁。大部分女性 HPV 的感染期比较短，一般在 8～10 个月便可以自行消失，但也有 10%～15% 的 35 岁以上的女性表现为持续性 HPV 感染，这些女性患宫颈癌的风险更高。2017 年 1 月发表的一项对 650 例 HR-HPV 阳性的患者、经阴道镜检查和（或）组织病理学证实为正常或宫颈上皮内瘤变 1 级的患者进行纵向队列研究，观察其发生 HSIL 的累计风险，650 例患者平均随访了 2.1 年（0.1～5.1 年），观察发现持续性 HR-HPV 感染的女性发生 CIN2 或更高级别病变的累计发生率为 6.4%，显著高于自主清除病毒的女性（调整后 $HR = 6.28$，95% CI：2.87～13.73）。

年龄为 50～60 岁的女性发生持续性 HPV 感染的风险是年龄为 40～49 岁女性的 2 倍，30～39 岁女性的 3 倍。因此，随着年龄增长，女性患者自主清除 HPV 病毒的能力逐渐减弱，导致持续性感染的发生率显著升高。研究数据表明，病毒载量（以相对光单位 RLU 表示）与持续性感染风险呈正相关：当 RLU ≥ 100 时，调整后 $HR = 3.29$（95% CI：2.21～4.90）；当 RLU 处于 10～100 区间时，调整后 $HR = 2.69$（95% CI：1.71～4.22）。随访观察发现，病毒载量上升组进展为 CIN2 及以上病变的风险是载量下降组的 4 倍（20.9% $vs.$ 4.8%，$P < 0.001$）。基于上述证据，对于高龄女性出现高危型 HPV 持续性感染且病毒载量呈上升趋势者，建议积极实施阴道镜活检以明确诊断。

【病例分享】

病例 1：王某，女，30 岁，G2P2，发现 HPV 阳性 1 年余，要求进一步治疗，于 2016 年 11 月 14 日就诊于我院。既往月经规律，顺产 2 个小孩。患者于 2015 年 3 月在外院行 TCT 检查，结果为 LSIL、HPV 52（+）。2016 年 1 月外院阴道镜活检病理提示 CIN1。2016 年 3 月和 5 月在外院行杂交捕获 2（hybrid capture 2，HC2）法检测，结果分别为 RLU/CO 197.80、RLU/CO 470.04，TCT 为 LSIL。诊断为持续性 HPV 感染、CIN1。建议患者行激光治疗，但因患者出国，未能进行治疗。2016 年 11 月 2 日复查 TCT 为 HSIL、HPV 52（+），遂行阴道镜活检，病理为 CIN1、局灶 CIN2（3 点、6 点），可见挖空细胞。2016 年 12 月 28 日行环形电切术（loop electrosurgical excision procedure，LEEP），术后病理提示为 CIN2，切缘阴性。

病例 2：刁某，女，41 岁，G3P1，发现 HPV 感染 8 年，于 2016 年 3 月行宫颈激光治疗。7 个月后外院复查 HPV-DNA（HC2），RLU/CO 1382，TCT(－)，于 2016 年 8 月 4 日行阴道镜活检，病理为 CIN1（6 点），诊断为持续性 HPV 感染、CIN1。遂于 2016 年 12 月 16 日行 LEEP，病理表现为宫颈 CIN2（2 点）、CIN1（6 点），可见挖空细胞；余各点慢性宫颈炎及宫颈内膜炎；各切缘未见特殊。

病例点评：以上两例患者均为持续性 HR-HPV 感染，说明靠自身免疫力已经不能清除病毒，阴道镜活检病理也提示疾病在进一步发展，因此需要进一步积极的干预，如果盲目地等待随诊，会导致病变向更高级别发展。

8. HPV 感染转阴后，经过一段时间再次发现 HPV 阳性，是再次感染还是曾经感染

HPV 复阳需要多方确定，临床中经常会有患者曾经有过 HPV 感染（经过多次复查已经转阴的），经过一段时间后再次发现 HPV 阳性，那么是再次感染，还是曾经感染的 HPV 复活？这是一个让临床医生非常困惑的问题。HPV 再感染的定义为再次检测到同一种特异亚型的 HPV。但是，大量的研究显示，HPV 感染后有时呈静止状态而表现为转阴，当机体某些状态发生改变后，HPV

被激活，则再次发现 HPV 阳性，这事实上是持续性病毒感染的再激活，而非再次感染。从临床角度出发，区分再感染还是被激活的意义似乎并不重要，最重要的是如何预防 HPV 的反复感染。有研究显示：支原体感染（$HR = 1.99$，95% CI：$1.15 \sim 3.49$）、性生活未使用避孕套（$HR = 1.1$，95% CI：$1.04 \sim 1.99$）、长期口服避孕药（$HR = 2.73$，95% CI：$1.52 \sim 4.90$），以及多个性伴侣（$HR = 1.44$，95% CI：$1.04 \sim 1.99$）都增加了再次检测到 HPV 的风险。检测到不同类型的 LR-HPV 和 HR-HPV 在临床中时有发生，了解这些危险因素对于临床防治 HPV 的感染，掌握 HPV 感染的自然史具有重要的临床意义。

9. 女性患有 HPV 感染或宫颈病变，男性有必要做相关检查

当女性被确诊为 HR-HPV 感染、宫颈病变后，经常会问男方是否也应该检查一下有无 HPV 感染。临床上对于 HPV 感染患者异性伴侣的关注和检查较少，那么他们是否感染了相同类型的病毒，是否需要同时治疗以避免或减少今后的交叉感染？这是一个非常好的问题，且需要进一步探讨。一项横断面研究对 125 例性伴侣诊断为高度病变的男性生殖器（冠状沟、阴茎龟头、阴囊）采样进行了 HPV 基因分型检测，结果发现男性 HR-HPV 的感染率为 50.4%（63/125），HPV 16、31、51、52、53、66 是最常见的病毒类型，分别占 24.0%、10.4%、9.6%、8.8%、8.0% 及 7.2%，

其中吸烟者较不吸烟者增加了 HR-HPV 的感染机会 [60%（42/70）和 38.2%（21/55），$OR=2.4$，$P=0.025$]。在 60 对被感染的男女性伴侣中，62% 拥有至少 1 种同类型的 HR-HPV，41.7% 的男性伴侣具有一致的 HPV 16 阳性，18.3% 呈 HPV 16 阴性一致。与男性伴侣具有相同基因型的女性比例高于与女性伴侣具有相同基因型的男性比例 [58.7%（37/63）$vs.$ 30.8%（37/120），$P<0.0001$]，提示患有高度病变女性的性伴侣是病毒感染的一个重要储存库和载体，这样会导致高度病变治疗后的女性反复从性伴侣处获得病毒感染，导致 HPV 清除困难。

美国亚利桑那大学癌症中心对异性伴侣间 HPV 的传播方式进行研究，29 对男女参加了这一横断面临床研究，男性平均年龄为 30.5 岁（19.1~42.6 岁），女性为 28.2 岁（19.4~44.5 岁），样本取自男性阴茎、龟头及阴囊，女性取自宫颈内外口、外阴的大小阴唇及会阴。采用聚合酶链式反应（polymerase chain reaction，PCR）方法检测 HPV，反向斑点杂交技术进行分型。结果显示不同类型的 HPV 男性感染率为 75.9%，女性为 86.2%，11 例男性和 10 例女性为混合型 HPV 感染。66% 的性伴侣具有至少一种相同的 HPV 类型感染；41% 的性伴侣具有完全相同的 HPV 类型感染；11 对（37.9%）具有不同的 HPV 类型感染。该研究提示了 HPV 感染在异性伴侣中传播的一致性和复杂性，为我们进一步理解 HPV 在异性伴侣中的传播状况提供了非常好的证据。由此可见，对已感染 HPV 女性的性伴侣进行 HPV 的检测及必要的治疗和随诊可能是降低女性反复、持续性 HPV 感染的重要手段。避孕套是目前用于预防 HPV 感染的重要防护工具，同 HPV 疫苗一样，在预防 HPV 感染、宫颈病变，以及宫颈癌中有着不可低估的作用。

10. 避孕套的使用对预防 HPV 感染非常重要

为了降低有过 HPV 感染或宫颈病变治疗史患者的再感染或相互感染的风险，临床上建议长期使用避孕套。针对这个问题，一些患者或临床医生对于避孕套的使用在预防 HPV 感染、传播中的作用或价值表示怀疑，对于有过 HPV 感染的女性在治疗后是否建议长期使用避孕套以降低 HPV 再感染的风险也存在疑惑或争议。但以下的临床研究提示我们，避孕套在防护 HPV 感染方面具有非常重要的作用。Nielson 等对美国 2 个城市的 463 名年龄在 18 ~ 40 岁的男性进行研究，发现在肛门 – 生殖道中检测到 37 种 HPV，并对这些男子近 3 个月内性伴侣的数目、经阴道性交时使用避孕套的情况进行问卷调查，结果 393 名男性具有 1 个以上的性伴侣，"经常"使用避孕套的男性 HPV 感染率为 37.9%，而"从不"使用避孕套的男性 HPV 感染率为 53.9%（$P = 0.008$），"经常"使用者与"从不"或"几乎不"使用者相比，HPV 感染的风险系数显著降低（$OR = 0.50$，95% CI：$0.30 ~ 0.83$），这种相关性在性伴侣超过 1 个者（与单一性伴侣相比）中更为显著。研究结果也强烈地支持长期坚持使用避孕套可降低男性 HPV 的感染率，对于避免性伴侣间 HPV 的相互传染具有非常好的屏障保护作用。

11. 宫颈糜烂是生理现象，无需特殊治疗

"宫颈糜烂"究竟是怎么回事，需要治疗吗？为什么宫颈容易被 HPV 感染而发生宫颈癌？理论上外阴、阴道被 HPV 感染的机会更高，可恰恰相反，外阴、阴道癌的发生率却远远低于宫颈癌。这与女性生殖道的解剖结构密切相关，外阴、阴道皮肤均为复层鳞状上皮或被黏膜覆盖，皮肤本身具有很好的屏障保护作用，能够抵抗各种细菌及病毒的侵袭而不会被感染。只有当皮肤的屏障被破坏时，如皮肤有破裂伤口，细菌才容易侵入而发生感染。宫颈外口表面覆盖着多层鳞状上皮，宫颈管内为单层柱状上皮，鳞状上皮与柱状上皮连接的地方称为鳞 – 柱交接部（squamo-columnar junction，SCJ）。SCJ 处的皮肤黏膜受体内雌孕激素的影响不断发生变化，当雌激素水平升高时，柱状上皮占宫颈表面较大，而鳞状上皮占宫颈表面较小。将宫颈鳞状上皮和柱状上皮之间过渡的区域称为移行带（transformation zone，TZ），表现为我们通常所说或看到的"糜烂面"，所以这是一种生理现象。移行带的 2 种上皮细胞均受年龄、月经周期、内分泌激素水平，以及环境影响而发生变化。育龄期女性以表层细胞为主，更年期女性以表层细胞及中底层细胞混合中层细胞为主，绝经后女性以底层细胞为主。促卵泡激素（follicle-stimulating hormone，FSH）可促进上皮细胞成熟、角化，柱状上皮呈高柱状；黄体生成素

(luteinizing hormone，LH）可促进中层细胞增生，促进其脱落，抑制其角化。因此，我们不难理解，绝经女性几乎看不到"宫颈糜烂"，即无论肉眼还是阴道镜都看不到鳞–柱交接部的移行带。该移行带由于其细胞不断发生动态变化，导致它本身的免疫屏障保护作用下降。很多研究者从不同的角度来揭示为何这一区域容易被 HPV 感染，且是发生癌前病变及癌变的高发区。有研究显示，宫颈癌不仅与高致病性 HPV 类型引起的感染有关，而且与移行带中的特异性宫颈上皮细胞（如干细胞）在宫颈上皮内瘤变的形成过程中发挥重要作用。这些胚胎干细胞的特异性表达，在促进宫颈癌细胞生长、存活、集落形成，以及细胞侵袭和迁移中起着重要作用。

因此，宫颈糜烂是生理现象，不需要特殊治疗，医学课本中已取消了这个医学名词。但如果宫颈移行带合并 HPV 感染，特别是 HR-HPV 感染，就会增加宫颈癌前病变或宫颈癌发生的风险。也有研究显示，宫颈移行带预防性切除也许有利于降低宫颈癌的发生，但尚无结论性的内容，有待于进一步的研究。

12. 女性生殖道感染 HPV 的自然发展史及 HPV 的自我清除

目前全世界范围的研究均已证明，99.7% 的宫颈癌中存在 HR-HPV 感染。一位性生活活跃的女性，她一生中有可能感染 HR-HPV，但对于80% 的女性这种感染是一过性的，不会发展为宫颈癌前病变，感染的病毒会在 8～12 个月消失，因此，大部分感染可迅速消除，这部分人群多指年轻女性（年龄小于 35 岁），而年龄大者免疫力下降，自我清除病毒的能力下降。一项针对 HPV 感染自然史的队列研究发现，半数人感染 HPV 后在 9 个月内清除，HR-HPV 的清除时间较长，平均为 9.8 个月，LR-HPV 的清除时间平均为 4.3 个月。对于绝大多数患者（约 80% 的感染者）而言，病毒会清除，且随后病灶消失。但也有小部分女性（20% 的感染者）中的病毒不会消失，感染持续存在，这样会导致 CIN 持续存在，如果其间没有得到及时诊治则会由 CIN1 进展为 CIN3，最终在小部分病例中进一步发展为浸润癌。感染 LR-HPV 也可导致 CIN1 和 CIN2，一般很少发展为 CIN3 或宫颈癌。

一项探讨 HPV 感染对宫颈病变及病毒自然清除影响的多中心前瞻性队列研究，共纳入 124 家协作组参与。研究以 15～25 岁年轻女性为观察对象，采用以下标准化定义：①持续性 HPV 感染：同一 HPV 基因型在间隔 ≥6 个月的连续两次检测中均呈阳性；②病毒自然清除：基线感染后连续两次随访检测（间隔 ≥6 个月）结果均为阴性。研究队列共纳入 4825 例女性受试者，累计记录 16785 例 HPV 感染事件，其中持续性感染（同一基因型间隔 ≥6 个月重复检出）共计 6902 例次，涉及 3363 例感染者。因此，同一种 HPV 感染，特别是致癌型 HPV 持续 6 个月以上的感染发生 CIN1＋、CIN2＋、CIN3＋ 的风险显著高于非致癌型 HPV，HPV 16、33、31、45、18 发展为 CIN2＋ 的危险系数分别为 10.44

（95% *CI*：6.96 ～ 15.65）、9.65（95% *CI*：5.97 ～ 15.60）、5.68
（95% *CI*：3.50 ～ 9.21）、5.38（95% *CI*：2.87 ～ 10.06）、3.87
（95% *CI*：2.38 ～ 6.30）。HPV 16 或 HPV 33 发生持续 6 个月的感
染使病变进展为 CIN3 + 的风险增加 25 倍。在不同类型的致癌型
HPV 中，HPV 16 和 HPV 31 的感染很难清除。因此，提示宫颈感
染致癌型 HPV 增加了发生 CIN2 + 和 CIN3 + 的风险。曾经感染、
混合感染或 CIN1 + 也增加了发生 CIN2 + 和 CIN3 + 的风险。HPV
16 和 HPV 33 是目前使病变发生 CIN3 + 风险最高的病毒，HPV 16
和 HPV 31 的机体清除率最低。

大多数与 HPV 相关的宫颈肿瘤进展缓慢。CIN3 进展到癌的
确切时间还不明确，但是从筛查发现，CIN3 的年龄和癌发生的年
龄相差 10 年，提示癌前状态的持续时间比较长。

13. HPV 感染是多部位、多中心的

近年来发现，HPV 不仅感染外阴、阴道及宫颈，还会引起全
身其他部位感染、癌前病变，甚至癌变。这主要与病毒本身的嗜
上皮性密切相关。

（1）口咽部 HPV 感染：在全球范围内，口咽部鳞状细胞癌
（oropharyngeal squamous cell carcinoma，OPSCC）的发病率正在上
升，而头颈部癌症的发病率正在下降，最有可能的原因是吸烟的
影响下降了，而 HPV 感染的相关危险因素升高了。HPV 感染导致
OPSCC 升高已在很多国家进行了报道，2019 年德国有学者在

Cancer Medicine 发表的综述总结了近年来德国医疗中心诊治 OPSCC 的概况，行 HPV-DNA 检测和 p16INK4a 免疫组化检查均进一步证实了 HPV 感染与肿瘤形成有关。筛选 1988—2015 年的 287 项研究，14 项研究共收治了 1819 例 OPSCC 患者，与 HPV 感染有关的 OPSCC 由 1988—2008 年的 11.5% 升高到 2004—2009 年的 55.0%。另有研究也显示，与 HPV 有关的 OPSCC 从 2000 年的 21% 升高到 2015 年的 53%，从 2004 年的 38% 升高到 2013 年的 71%。2019 年发表的中国居民与 HPV 18 感染有关的头颈部肿瘤发病情况的荟萃分析显示，在 19 篇研究中共有 1881 例头颈部肿瘤患者，HPV 18 的阳性率为 6.0%（4.1%～7.9%），31.2%（13.0%～49.4%）为喉癌，7.2%（3.9%～10.5%）为口腔癌，0.6%（0～1.3%）为口咽癌。

（2）肛门直肠 HR-HPV 感染：直肠感染 HPV 是男性或女性发生直肠癌的主要原因。美国进行的一项多中心研究对 HIV 阳性和 HIV 阴性女性、直肠 HR-HPV 感染和直肠癌的筛查发现，直肠癌在 HIV 阳性女性中的发生率是正常人群的 7.8 倍。HPV 会感染男性生殖器、肛门直肠及口咽部，特别是生殖器感染 HPV 会出现生殖器湿疣及阴茎癌。近年来对男性感染 HPV 的自然发展史进行的前瞻性多中心研究结果显示，男性感染 HPV 会导致感染部位有癌变的风险。中国柳州市一项观察性队列研究揭示了异性性行为人群肛门直肠 HPV 感染自然史特征。该研究于 2014 年 5 月至 2016 年 3 月期间，对 2302 例异性恋男性和 2371 例异性恋女性实施每 6 个月一次的肛周及直肠拭子采样，通过 PCR 技术进行 HPV-DNA 基因分型检测，获得以下发现：①男性肛门直肠 HPV 感染率为 3.4/1000 人月，显著低于女性的 8.6/1000 人月（$IRR = 0.39$，95% CI：$0.29 \sim 0.54$；$P < 0.0001$）；②男性清除率为女性的 1.54 倍（95% CI：$1.17 \sim 2.03$；$P = 0.0022$）；③高危型 HPV（HPV 16、18 型）12 个月持续感染率：女性组达 44%（20/45），显著高于男性组的 0%（0/7）（$P < 0.0001$）。研究结论表明，与男性相比，具有异性性行为史的女性群体呈现更高的致癌型 HPV 感染率及更低的病毒清除效率，提示该人群具有更高的直肠癌发病风险。

14. 同部位感染 HPV 种属的多样性

截至目前，已经鉴定出 130 余种 HPV 基因类型，这个数字还在上升。HPV 属于乳头瘤病毒科，该科共有 18 个属，HPV 分属于 α、β、γ、μ、ν 乳头瘤病毒属。属可以进一步分为种，每一个种具有一定的特异性。如 HPV 16 属于 α-乳头瘤病毒属，是"种 9"的典型代表，种 9 还包括 HPV 31、33、35、52、67。HPV 分型的种系发生特征与其生物学特征之间还不完全一致，所有的 β-乳头瘤病毒属均与皮肤病灶相关。种 1、种 6、种 7、种 9、种 10、种 11、种 13、种 14 和种 15 包括仅感染生殖器（黏膜）的 HPV 类型，种 2 包括仅感染皮肤的 HPV 类型，种 3、种 4、种 5 和种 8 则包括既感染皮肤也感染生殖器的 HPV 类型。

最近美国耶鲁大学与意大利感染性疾病国家研究机构联合进行的对不同部位（咽喉、直肠、宫颈）感染的 HPV 用不同的引物进行 HPV 基因亚型（α、β、γ）检测，发现口咽部 α-HPV 的感染与直肠或宫颈相比非常罕见。在这些部位分离出新型的 β 和 γ 亚型 HPV：研究显示 124 例口咽拭子中有 20.9% 的 HPV 阳性率，包括多种 HPV 亚型（5.6%），男女 HPV 亚型（α、β、γ）感染率无显著差异，但 β 亚型最常见，检出率为 69.7%；在肛门直肠拭子中，β 亚型的检出率为 1%，γ 亚型为 3.7%；宫颈拭子中，只有 1 例 $β_1$（2.4%）为阳性；还有一些没有分类的 HPV 病毒株，检测出 γ 亚型的种 7、种 9、种 10、种 8 和种 12。从咽喉部分离出来的 HPV 提示，今后加强该部位 HPV 基因的检测具有重要意义。

15. HPV 感染或宫颈病变的女性内衣应高温高压处理

目前，关于 HPV 对物理和化学因素的抵抗力研究仍有限，但现有证据表明该病毒可能具有较强的环境耐受性。研究证实：经乙醚处理、酸性环境暴露或在 50 ℃ 环境中处理 1 小时后，HPV 仍保持活力；而 100 ℃ 环境持续处理 1 小时可完全抑制 HPV 11 在 SCID 小鼠移植模型中的基因表达。值得注意的是，激光/电灼产生的烟雾也含有 HPV-DNA，且可能导致医务人员感染。灭活实验表明，HPV 经高温高压或 70% 乙醇处理后可以被灭活。因此建议：①可能被 HPV 污染的衣物、手术器械应采用高温高压处理；②HPV 病灶激光气化的烟雾应及时吸走，防止感染。

16. 血液中维生素 B_{12} 与 HPV 感染有相关性

医生与患者交流时，经常建议年轻的、刚刚发现 HPV 感染或 CIN1 的患者可以随诊但不需要做任何特殊治疗，让其通过自身免疫力清除病毒。可是如何提高自身免疫力，这是个非常现实而又模糊的问题，患者要如何理解及在生活中要做些什么才能提高免疫力呢？早在 2002 年的文献中就发现，持续性 HR-HPV 感染是导致宫颈癌前病变的主要因素，而辅助因素（如营养状况）在宫颈癌前病变的发生发展中起着非常重要的作用。此外，体外试验显示，HPV-DNA 的甲基化模式与病毒转录的活性有关，如叶酸、维生素 B_{12}、维生素 B_6，以及蛋氨酸等可能参与 DNA 的甲基化以防止癌变的发生。该研究通过检测饮食中摄入的叶酸、维生素 B_{12}、维生素 B_6、蛋氨酸及血液循环中的叶酸、维生素 B_{12} 与持续性 HPV 感染的相关性，发现血液中维生素 B_{12} 水平与持续性 HPV 感染呈负相关（$P = 0.037$），血液中维生素 B_{12} 水平越高（> 493.2 pg/mL），发生持续性 HPV 感染的机会越低（调节风险系数为 0.4，95% CI：$0.17 \sim 0.96$）。而食物中摄入的叶酸、维生素 B_{12}、维生素 B_6，以及蛋氨酸与持续性 HPV 感染似乎没有显著相关性，提示血液中的维生素 B_{12} 在早期宫颈癌的发展中起着一定的作用。

　　人体的免疫力是人体自身的防御机制，是人体识别和消灭任何外来侵入异物（病毒、细菌等）的能力，是处理衰老、损伤、死亡、变性的自身细胞，以及识别、处理体内突变细胞和病毒感染细胞的能力。影响机体免疫力的因素可以是多方面的，如经常熬夜、饮食不规律等均会严重损伤机体的免疫力。特别是现代人热衷于都市生活，忙于事业，锻炼身体的时间越来越少，机体自我抗病能力越来越差，而增加体育运动可以提高机体对疾病的抵抗能力。适度劳逸是健康之本，人体生物钟正常运转是健康的保证，每天保证 7～8 个小时睡眠，代谢水平将上升，能迅速恢复并提高免疫力。均衡饮食，避免暴饮暴食，多食水果、蔬菜，多补充维生素有利于健康。此外，保持一个好的心态。积极的心态会提高一氧化氮的水平，使神经递质得到平衡，免疫力得到增强；消极的心态会给身体带来负面影响。因此，即使有 HPV 感染，也不需要过分担心，有些医生给患者开具昂贵的免疫调节剂（如胸腺肽、免疫球蛋白或局部应用的生物抑制剂等）没有任何的循证医学证据和临床效果。对于患者而言，最重要的是定期复查，必要时给予必要的治疗，这样发生宫颈癌的风险就会极大地降低。

参考文献

1. SIEGEL R, MA J, ZOU Z, et al. Cancer statistics, 2014. CA Cancer J Clin, 2014, 64: 9 - 29.

2. 李连弟, 鲁凤珠, 张恩维, 等. 中国恶性肿瘤死亡率 20 年变化趋势和近期预测分析. 中华肿瘤杂志, 1997, 19(1): 3 - 9.

3. DUNNE E F, NIELSON C M, STONE K M, et al. Prevalence of HPV infection among men: a systematic review of the literature. J Infect Dis, 2006, 194: 1044 – 1045.

4. STENSEN S, KJAER S K, JENSEN S M, et al. Factors associated with type-specific persistence of high-risk human papillomavirus infection: a population-based study. Int J Cancer, 2016, 138(2): 361 – 368.

5. MITTAL S, BASU P, MUWONGE R, et al. Risk of high grade precancerous lesions and invasive cancers in high risk HPV positive women with normal cervix or CIN 1 at baseline: a population based cohort study. Int J Cancer, 2017, 140(8): 1850 – 1859.

6. SHEW M L, ERMEL A C, TONG Y, et al. Episodic detection of human papillomavirus within a longitudinal cohort of young women. J Med Virol, 2015, 87(12): 2122 – 2129.

7. LÓPEZ DIEZ E, PÉREZ S, IÑARREA A, et al. Prevalence and concordance of high-risk papillomavirus infection in male sexual partners of women diagnosed with high grade cervical lesions. Enferm Infecc Microbiol Clin, 2017, 35(5): 273 – 277.

8. ABALOS A T, HARRIS R B, NYITRAY A G, et al. Human papillomavirus type distribution among heterosexual couples. J Low Genit Tract Dis, 2012, 16(1): 10 – 15.

9. NIELSON C M, HARRIS R B, NYITRAY A G, et al. Consistent condom use is associated with lower prevalence of human papillomavirus infection in men. J Infect Dis, 2010, 202(3): 445 – 451.

10. SKOULAKIS A, FOUNTAS S, MANTZANA-PETEINELLI M, et al, Prevalence of human papillomavirus and subtype distribution in male partners of women with cervical intraepithelial neoplasia(CIN): a systematic review. BMC Infect Dis, 2019, 19(1): 192.

11. KING E M, OOMEER S, GILSON R, et al. Oral human papillomavirus infection in men who have sex with men: a systematic review and meta-analysis. PLoS One, 2016, 11(7): e0157976.

12. COSTA-SILVA M, AZEVEDO F, LISBOA C. Anogenital warts in children: analysis of a cohort of 34 prepubertal children. Pediatr Dermatol, 2018, 35(5): e325 – e327.

13. BUDUKH A, MAHESHWARI A, PALAYEKAR V, et al. Prevalence and nonsexual transmission of human papilloma virus(HPV) in the adolescence girls from rural

area of Maharashtra state, India. Indian J Cancer, 2018, 55(4): 336 – 339.

14. KOSKIMAA H M, WATERBOER T, PAWLITA M, et al. Human papillomavirus genotypes present in the oral mucosa of newborns and their concordance with maternal cervical human papillomavirus genotypes. J Pediatr, 2012, 160(5): 837 – 843.

15. GOEDERT J J, COTÉ T R, VIRGO P, et al. Spectrum of AIDS-associated malignant disorders. Lancet, 1998, 351: 1833 – 1839.

16. ORGANISTA-NAVA J, GÓMEZ-GÓMEZ Y, GARIGLIO P. Embryonic stem cell-specific signatu re in cervical cancer. Tumour Biol, 2014, 35(3): 1727 – 1738.

17. PIERSMA S J. Immunosuppressive tumor microenvironment in cervical cancer patients. Cancer Microenviron, 2011, 4(3): 361 – 375.

18. MOSCICKI A B, SCHIFFMAN M, BURCHELL A, et al. Updating the natural history of human papillomavirus and anogenital cancers. Vaccine, 2012, 30 Suppl 5(5): F24 – F33.

19. GIULIANO A R, HARRIS R, SEDJO R L, et al. Incidence, prevalence, and clearance of type-specific human papillomavirus infections: the young women's health study. J Infect Dis, 2002, 186(4): 462 – 469.

20. JAISAMRARN U, CASTELLSAGUÉ X, GARLAND S M, et al. Natural history of progression of HPV infection to cervical lesion or clearance: analysis of the control arm of the large, randomised PATRICIA study. PLoS One, 2013, 8(11): e79260.

21. Chancellor J A, Ioannides S J, Elwood J M. Oral and oropharyngeal cancer and the role of sexual behaviour: a systematic review. Community Dent Oral Epidemiol, 2017, 45(1): 20 – 34.

男性感染 HPV 的特点与研究现状

HPV 感染主要是通过性生活传播的，但是我们对于男性 HPV 感染的状况似乎知道得并不多，也许有人会问，为什么不对男性进行常规 HPV 检测或筛查呢？男性感染 HPV 很常见，早在 1998 年有学者在 *Lancet* 上发表了一篇关于 HPV 在异性间传播的报道，该文章指出，男性主要为无症状病毒传播者，男性的感染率也高达 20% ~ 72.9%。2003—2006 年的一项 463 例的临床研究显示，在无症状的男性生殖器多点取样检测 HPV-DNA 发现，总的 HPV 感染阳性率为 65.4%。另一项由巴西、墨西哥、美国 3 个国家共同参与的大样本连续前瞻性研究发现，年龄在 18 ~ 70 岁的男性新发生的 HPV 感染率为每月 38.4/1000 人，致癌型 HPV 感染率估计为每月 22.2/1000 人（95% *CI*：19.8% ~ 24.9%），HPV 16、51、52、59 的感染率更高。这也是 2006 年美国的一篇文献报道推测，美国每年约有 620 万人发生新感染 HPV 的原因。

17. 男性感染 HPV 的自然史及危险因素

男性 HPV 感染的发生率随着年龄的增长而升高，35～40 岁是感染高峰期。年龄、多个异性伴侣、性生活是否使用避孕套是男性发生单一 HPV 感染，以及混合 HPV 感染的重要危险因素。虽然男性获得 HPV 感染的概率高，但其清除病毒的能力也高，清除高危型或低危型病毒的时间平均为 5.9 个月（95% CI：5.7～6.1）。近 75% 的男性从最初发现 HPV 感染到清除的时间为 12 个月，与年龄无显著相关性。

一项研究也显示，男性发生持续性 HPV 感染后，不同类型的 HPV 清除时间不同，HPV 6、11、16、18 的平均清除时间（指间隔半年连续 2 次检测结果为阴性）分别为 6.7 个月、3 个月、9.2 个月及 4.7 个月，HPV 的平均消除时间≥6 个月。另一项对墨西哥人群的研究显示，男性 HPV 感染清除的时间平均是 7.52 个月（6.80～8.61 个月），而 HPV 16 清除的时间为 12～19 个月（7.16～18.17 个月）。HPV 感染的风险随着性伴侣数的增加而增加，且与性伴侣的 HPV 感染率往往一致。研究发现一生中性伴侣超过 16 个的男性与性伴侣 0～4 个的相比，显著增加了任何类型 HPV 的感染风险（$HR = 2.8$，95% CI：1.1～7.1），以及致癌型 HR-HPV 的感染风险（$HR = 9.6$，95% CI：2.4～37.8）、非致癌型 LR-HPV 的感染风险（$HR = 3.6$，95% CI：1.3～9.9）。有过包皮切除史的男性与没有切除包皮的男性相比，清除任何类型的 HPV、HR-HPV 等能力分别是 3 倍和 6 倍。因此，可以看出，男性 HPV 感染的关键危险因素就是一生中性伴侣的数目，而包皮环切对于 HPV 感染包括 HR-HPV 感染的清除起着最为重要的作用。

18. 男性阴茎 HPV 负荷量高于其他部位

男性患者感染 HPV 后，由于其解剖结构的特点，肛门 - 生殖器解剖部位感染病毒的负荷量有所不同，其中除了肛门，男性阴茎病毒负荷量高于其他部位。病毒可分布在会阴、肛门、肛周、阴囊、龟头及冠状沟等位置，其中阴茎是 HPV 复制的主要场所。因此，男性进行 HPV 检测取样时考虑到取样的方便性、无创伤性及取样应足量，建议多点取样，包括龟头、冠状沟、包皮下、阴茎等。大多数研究显示阴囊部位取样虽然方便，但该处 HPV 的阳性率很低，且精液、尿样中 HPV 的阳性率也很低。

19. 临床中缺乏男性 HPV 感染的检测手段

临床中缺乏有效的男性 HPV 感染的检测方法，体现在收集样本方法及用于分子检测的样本量缺乏一致性。目前为止还没有一个专门针对男性 HPV 检测的试剂盒。

男性 HPV 感染的检测手段均是美国 FDA 批准的针对女性 HPV 检测的试剂盒，而男性并没有推荐筛查。那么为什么不建议对男性进行 HPV 感染筛查？主要原因：男性感染很常见，尚无许可的筛查试剂，对于男性发现 HPV 感染并没有增加其本人发生癌症的风险。此外，目前尚无根治感染的治疗方法。现有的研究也显示，对于已经感染了 HPV 或发现异常细胞学的女性的男性伴侣进行 HPV 的评估和治疗没有发现更大的益处。有研究显示，男性生殖器脱落上皮细胞样本采用棉棒收集，用于分子生物学方法检测是可行的。一项队列及分组队列研究结果显示，HPV 检测的最佳取样位点为阴茎（该位点 HPV 阳性率分别为 49.9% 和 47.9%），其次是阴茎及龟头间的冠状带（HPV 阳性率分别为 35.8% 和 32.8%）、龟头（HPV 阳性率分别为 34.2% 和 32.8%）、尿道（HPV 的阳性率分别为 10.1% 和 10.2%），精子样本（HPV 阳性率分别为 5.3% 和 4.8%）中 HPV 的含量最低。此外，肛门周围、阴囊，以及肛门取样 HPV 阳性率均 <5%。因此，对于以异性为伴侣的男性在取样检测 HPV 时，需多点取样，最低限度为阴茎、龟头，同时应包括肛周及肛门。

20. 男性使用避孕套可有效降低 HPV 的感染风险

对于预防 HPV 感染进行的研究显示，男性在性生活时坚持使用避孕套可有效降低任何低危型和高危型 HPV 感染的风险。另一项研究也显示，在有包皮环切术史的男性中，使用避孕套可有效降低 HPV 感染率，而没有环切术史的男性使用避孕套则效果不显著。

在国内，对于男性 HPV 感染的检测尚未开展，综合国外的研究有助于我们了解 HPV 感染在不同性别中传播的自然史。妇产科医生对于男性感染 HPV 的情况知之甚少，因此，充分了解男性 HPV 感染的自然史对于降低女性 HPV 感染、复发或再感染具有重要的临床意义。

21. 有口交习惯的男性同性恋者，口腔感染 HPV 情况分析

有口交习惯的男性同性恋（men who have sex with men，MSM）者容易有口腔 HPV 感染，并且不同于肛门 - 生殖器 HPV 感染。一项随机效应荟萃分析与回归分析对 MSM 人群中口腔 HPV 感染的流行率、发病率、病毒清除率与异性恋男性进行了比较。在 26 篇发表的文献中，12 篇报道了合并口腔感染 HPV 的流行率在 HIV 阴性的 MSM 中为 3.0%（95% CI：0.5 ~ 5.5），在 HIV 阳性的 MSM 中为 4.7%（95% CI：2.1 ~ 7.3），9 项研究比较了 MSM 与异性恋男性口腔 HPV 感染的流行情况，发现两组口腔 HPV 感染的流行率没有差别（合并 OR = 1.07，95% CI：0.65 ~ 1.74）且清除率高于感染率，口腔和肛门 - 生殖器感染 HPV 类型一致的情况却很少。

参考文献

1. DUNNE E F, NIELSON C M, STONE K M, et al. Prevalence of HPV infection among men：a systematic review of the literature. J Infect Dis, 2006, 194（8）：1044 – 1057.

2. GIULIANO A R, NIELSON C M, FLORES R, et al. The optimal anatomic sites for sampling heterosexual men for human papillomavirus (HPV) detection: the HPV detection in men study. J Infect Dis, 2007, 196(8): 1146 – 1152.

3. PARTRIDGE J M, HUGHES J P, FENG Q, et al. Genital human papillomavirus infection in men: incidence and risk factors in a cohort of university students. J Infect Dis, 2007, 196(8): 1128 – 1136.

4. DUNNE E F, NIELSON C M, HAGENSEE M E, et al. HPV 6/11, 16, 18 seroprevalence in men in two US cities. Sex Transm Dis, 2009, 36(11): 671 – 674.

5. NIELSON C M, HARRIS R B, FLORES R, et al. Multiple-type human papillomavirus infection in male anogenital sites: prevalence and associated factors. Cancer Epidemiol Biomarkers Prev, 2009, 18(4): 1077 – 1083.

6. ARANDA-FLORES C E. Infection with human papillomavirus in men. Ginecol Obstet Mex, 2015, 83(11): 697 – 706.

7. LU B, WU Y, NIELSON C M, et al. Factors associated with acquisition and clearance of human papillomavirus infection in a cohort of US men: a prospective study. J Infect Dis, 2009, 199(3): 362 – 371.

8. FLORES R, LU B, NIELSON C, et al. Correlates of human papillomavirus viral load with infection site in asymptomatic men. Cancer Epidemiol Biomarkers Prev, 2008, 17(12): 3573 – 3576.

外阴、阴道 HPV 感染及癌前病变的诊断与治疗

　　肛门－生殖器 HPV 感染非常常见，特别是生殖器因感染低危型病毒导致尖锐湿疣。外阴、阴道上皮、宫颈上皮共同起源于泌尿生殖窦，对致癌源的敏感性相同。当外阴或阴道皮肤损伤接触 HPV 时，损伤的皮肤黏膜容易感染，导致外阴、阴道的癌前病变，即上皮内瘤变。但外阴、阴道病变经常被忽略，这也是导致 TCT、HPV 检查持续异常的常见原因之一。近年来发现，肛门、直肠也会因为感染 LR-HPV 而引起尖锐湿疣，感染 HR-HPV 可导致癌前病变甚至癌变，需引起临床医生的高度关注，特别是有肛交性行为的女性。外阴上皮内瘤变（vulvar intraepithelial neoplasia, VIN）局限于外阴表皮内，系癌前病变，近年来，VIN 的发病率在性生活活跃的年轻女性中有所增加，发病年龄趋于年轻化，经常会合并阴道上皮内瘤变（vaginal intraepithelial neoplasia, VaIN）或宫颈上皮内瘤变。

22. VIN 重新修正后的定义及其与 HPV 感染的关系

2004 年国际外阴阴道疾病研究学会（International Society for the Study of Vulvovaginal Disease，ISSVD）对 VIN 的定义进行了重新修订，VIN 新的定义仅指高级别 VIN（即原 VIN2 和 VIN3）。依据病理形态学、生物学及临床特点将 VIN 分为两类：普通型 VIN（usual type VIN，uVIN）、分化型 VIN（differentiated type VIN，dVIN）。uVIN 与 HR-HPV 感染有关，多见于年轻女性，超过 30% 同时合并下生殖道其他部位（特别是宫颈）癌前病变，与外阴浸润型及基底细胞癌有关。dVIN 与 HPV 感染无关，病变在苔藓型硬化的基础上发生，多见于绝经后女性，多不伴有其他部位病变，与外阴角化型鳞状细胞癌有关（表 1）。

表 1　外阴上皮内瘤变的分类及特征（2004 年 ISSVD）

分类		与 HPV 关系	特征	
			肉眼	镜下
普通型 VIN	疣型 VIN	与 HPV 感染有关，皮肤病损界限清晰	呈湿疣样外观	见挖空细胞、角化不全及角化过度细胞、细胞棘层肥厚，细胞异型性明显
	基底细胞型 VIN		呈扁平样增生改变或非乳头瘤病变	上皮层增厚，表皮内见大量增殖、呈基底细胞样的未分化细胞，从基底层向上扩展，凹空细胞少于疣型 VIN
	混合型 VIN			兼有疣型和基底细胞型 VIN 两种表现

（续表）

分类	与 HPV 关系	特征	
		肉眼	镜下
分化型 VIN	与 HPV 感染无关	局部隆起、溃疡、疣状丘疹或过度角化斑片	细胞分化好，细胞异型性局限于上皮基底层基底细胞角化不良，表皮网脊内常有角蛋白形成
未分化型 VIN	其他不能归入普通型或分化型的 VIN，包括外阴 Paget 病（乳头乳晕湿疹样癌）等		

从临床角度来说，有时较难区分不同的发病机制，因此需要进行外阴 HPV 检测，同时组织标本除了常规进行病理检查外，建议进行 P53 的免疫组化检查，这有助于进一步区分不同病变的发病机制。有研究显示 P53 在两种不同机制发生病变上的表达完全不同：在与 HPV 感染无关的病变中，P53 的表达阳性率非常高（超过25%），而在与 HPV 感染有关的病变中，P53 表达的阳性率很低（≤10%）。

23. 外阴 HPV 感染与外阴鳞状细胞癌的相互关系

如前所述，外阴鳞状细胞癌（squamous cell carcinoma of the vulva，SCCV）的发生有两种途径，一种与 HPV 感染有关；另一种与 HPV 感染无关。约 60% 的 SCCV 是与 HPV 感染无关的，最为常见的原因是外阴皮肤慢性炎症，特别是外阴硬化性萎缩性营养不良。发生癌变的最直接原因是这些病变的 VIN（dVIN），dVIN 是目前公认的具有恶性潜能且会发生进行性病变的分型。一项多中心回顾性队列研究纳入 212 例 SCCV 患者，病理学分析显示：45.8%（97/212）的病例存在 dVIN 与 SCCV 的毗邻渐变现象。其中 24 例（24.7%）患者在基线活检（距确诊前≥6 个月）中未检出恶性病变。通过对 21 例患者的 47 次既往活检样本（共 48 张切片）进行回顾性阅片，发现 38.1%（8/21）的患者存在 dVIN 漏诊，共涉及 18 次活检（14 次既往未识别出 dVIN）。该漏诊组中位随访 6 个月后，原活检部位均发现癌变，其癌变潜伏期平均为 43.5 个月（范围：8～102 个月）。多因素回归分析表明，HPV 阴性外阴硬化性苔藓相关 dVIN 的 SCCV 转化风险显著高于普通型 VIN（uVIN）（$RR=38.350$，95% CI：9.755～150.800$vs. RR=0.06485$，95% CI：0.02764～0.15220）。这项研究让我们进一步了解了 dVIN，以及 HPV 感染与 SCCV 的相关性，并应引起高度关注。

24. 外阴不同级别的癌前病变治疗方法要多样化

VIN 应根据不同的级别采用药物治疗、物理治疗或手术切除（图 1）。药物、物理治疗仅限于 HPV 感染或 CIN1，包括尖锐湿疣。药物治疗多为局部治疗，包括局部采用抗病毒药物、化疗药物、免疫药物等。临床相应的药物有 1% 的西多福韦（广谱抗 DNA 病毒药物）、5% 的氟尿嘧啶软膏（局部化疗）、干扰素等局部应用的免疫调节剂。物理治疗包括局部冷冻或激光破坏、激光切除、烧灼等治疗，其缺点是没有进一步的病理检查，因此治疗后 6 个月应复查 HPV 并进行细胞学检查，必要时行阴道镜检查。

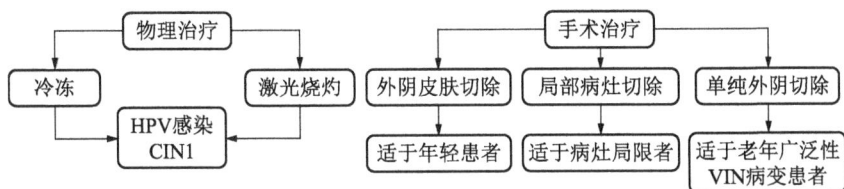

图1 VIN 物理治疗和手术治疗方案

年轻女性的外阴 HPV 感染或 VIN1 可以随诊，临床中发现一些患有外阴 HPV 感染所致的 VIN1 的年轻女性在随诊过程中病变会自然消退，HPV 会自然转阴。澳大利亚最近报道了一组平均年龄为 19 岁的 54 例患者，病变全部自然消退，平均消退时间为 9 个月，在提供的 46 例活检样本中，40 例为 HPV 阳性，阳性率为 87.0%，其中 33 例（82.5%）HPV 16 阳性，提示对于 HPV 感染引起的低级别 VIN 的年轻患者，有条件随诊者可以密切随诊，也提示我们随诊不要过于频繁，以至少 6 个月为好。手术切除适合级别较高的 VIN，优势是将病变切除干净，且可以进一步进行病理学检查。

25. 普通型 VIN 手术治疗及随诊的注意事项

普通型 VIN 与 HPV 感染有相关性，70%~93% 的普通型 VIN 中可以检测到 HPV 感染，因此治疗后的随诊要常规进行 HPV 的检测。约 30% 的 VIN 可以自然消退，治疗后 VIN 的复发率为 10%~20%（多在未经治疗的部位），手术后复发的高危因素包括

HR-HPV 感染、病灶为多中心、切缘阳性等。

最近的一篇文献对高级别 VIN（VIN2 ＋）的复发与治疗前 HPV 类型的相关性进行了研究，62 例 VIN2 ＋ 的病例在术前有不同类型的 HPV 感染，其中 HPV 16、HPV 18、HPV 31 和 HPV 33 最常见，分别为 15 例（24.2%）、4 例（6.5%）、8 例（12.9%）及 5 例（8.0%），有 19 例（30.6%）患者没有发现 HPV 感染，平均随访了（56.7 ± 26.7）个月，10 例（16.1%）患者为 VIN2 ＋ 持续存在或复发，平均无病变时间为（51.7 ± 31.4）个月。复发原因的多因素分析显示，治疗前 HPV 31（$HR = 46.7$，95% CI：4.21 ~ 518.4，$P = 0.02$）和 HPV 33（$HR = 77.0$，95% CI：6.73 ~ 881.9，$P < 0.001$）感染是 VIN2 ＋ 持续存在或复发的危险因素。此外，患者行手术切除的同时行激光消融、汽化的复发率低于单纯手术切除或单纯药物治疗（$HR = 0.20$，95% CI：0.03 ~ 1.09，$P = 0.05$）。

任何 VIN 均需进行长期随访：一般于治疗后 3 个月、6 个月各检查 1 次，此后每 6 个月检查 1 次，若连续 2 次阴性则每年随访 1 次，至少随访 5 年。对于随访期间出现 HR-HPV 阳性或 TCT 异常者，可行阴道镜进一步检查，必要时活检。

26. 阴道 HPV 感染和癌前病变的相关性

阴道上皮内瘤变的英文全称为 Vaginal intraepithelial neoplasia（VaIN），是阴道癌的前期病变，非常少见，在所有女性生殖道癌前病变中的发生率不到 1%。与宫颈癌前病变相似，VaIN 也分为 3 级，VaIN1 属于低级别鳞状上皮内病变，VaIN 2 和 VaIN 3 都为高级别鳞状上皮内病变（HSIL）。VaIN 发生的危险因素与 CIN 相同，如多个性伴侣、开始性生活的年龄较早、吸烟、HPV 感染等。但与 CIN 及 VIN 相比，目前对于其自然发生、发展或消退的机制尚不是很清楚，因此，对于 VaIN 是否进行阴道 HR-HPV 检测也存在争议。那么，HR-HPV 感染在 VaIN 病变中的阳性率究竟如何呢？

德国海德堡大学医院对 2003—2011 年间 67 例经组织学确诊的 VaIN 病例进行了 HPV-DNA 检测及基因分型。所有病例均符合 DNA 分析条件，患者中位年龄为 53 岁。53%（36/67）的患者首次确诊 VaIN 的年龄介于 41～60 岁；50%（34/67）的病变位于阴道上 1/3 段；87%（58/67）为高级别瘤变（HSIL/VaIN）。低级别瘤变（LSIL/VaIN）患者中位年龄为 53 岁，高级别瘤变患者中位年龄为 53.5 岁。18%（12/67）的患者存在免疫抑制状态。HPV 检测结果显示，55%（37/67）的患者呈 HPV 阳性，其中仅 1 例为 HPV 6、11、16、68 型多重感染，其余均为单一基因型感染。未检出 HPV 31、39、42、43、44、45、51、58、59、66 型感染。在 28 例 HPV 阳性且确诊 VaIN 的患者中，57%（16/28）感染 HPV 16 型，其中 86%（24/28）为 HSIL/VaIN。值得注意的是，24%（16/67）的患者合并尖锐湿疣，其中 81%（13/16）HPV 阳性；而无尖锐湿疣的患者中 HPV 阳性率仅为 47%（24/51），两者差异具有统计学意义（$P=0.0164$）。随访发现，42%（28/67）的患者出现肿瘤复发。上述结果提示 HPV 16 型是 VaIN 发生发展的主要驱动因素，且既往 HPV 16 感染史、VIN 或尖锐湿疣与 VaIN 的发生显著相关。

此外，VaIN 常与 CIN 共存，表明 HPV 感染具有多中心性。因此，对 VaIN 或 CIN 患者需警惕多部位受累可能，建议全面阴道镜评估外阴及阴道，避免遗漏病变。彻底治疗对降低术后 HR-HPV（尤其是致癌性强的 HPV 16 型）持续感染风险至关重要。

不同级别的 VaIN 治疗方法与不同级别的 VIN 治疗方法一致，但需要注意以下几点：①VaIN 的病变位置在阴道内，而且位置高，因此要充分暴露，但想要充分暴露，最好采用静脉全麻的方式。②多中心病变的术前要准备 5% 的醋酸及复方碘溶液，术中染色能及时发现分散的病变；有条件者，术中使用阴道镜检查更好，可及时发现卫星病灶。③切除时要注意解剖位置，考虑到尿道、膀胱、肠道等毗邻的器官，可以局部注射副肾素盐水，保证病变切除干净而又不伤及邻近器官。

参考文献

1. 冯有吉，沈铿. 妇产科学. 2 版. 北京：人民卫生出版社，2010：312 - 313.

2. RIVERO R C, GARCIA D, HAMMES L S, et al. Carcinogenesis of vulvar lesions: morphology and immunohistochemistry evaluation. J Low Genit Tract Dis, 2017, 21(1): 73 - 77.

3. BIGBY S M, EVA L J, FONG K L, et al. The natural history of vulvar intraepithelial neoplasia, differentiated type: evidence for progression and diagnostic challenges. Int J Gynecol Pathol, 2016, 35(6): 574 –584.

4. BOGANI G, MARTINELLI F, DITTO A, et al. The association of pre-treatment HPV subtypes with recurrence of VIN. Eur J Obstet Gynecol Reprod Biol, 2017, 211: 37 –41.

5. HILTON J, PERKINS N, TABRIZI S N, et al. A case series of young women with spontaneous regression of vulval intraepithelial neoplasia: demographics and associated HPV genotypes. Aust N Z J Obstet Gynaecol, 2016, 56(3): 312 –314.

6. LAMOS C, MIHALJEVIC C, AULMANN S, et al. Detection of human papillomavirus infection in patients with vaginal intraepithelial neoplasia. PLoS One, 2016, 11 (12): e0167386.

宫颈 HPV 感染及癌前病变的
筛查与诊断

宫颈感染 HPV 后，特别是 HR-HPV，如果机体免疫力没有及时清除病毒，宫颈就会出现异常细胞学改变。宫颈癌筛查就是通过对宫颈进行细胞学检查以发现异常。如何解读这些异常结果及如何根据阴道镜检查病理结果决定下一步的处理，是宫颈病变筛查的核心部分。

27. 细胞学筛查异常时，需要做阴道镜活检

细胞学筛查是刮取宫颈上皮脱落的细胞进行检查，它是一种筛查方法，存在一定的假阳性或假阴性概率。在 20 世纪 60 年代，宫颈癌的筛查方法为巴氏涂片，尽管该方法在国内已逐渐被淘汰，但其在宫颈癌的防治工作中发挥了重要作用。巴氏涂片由于受制片技术及读片等主观因素的影响，假阴性率较高。1996 年美国 FDA 批准了 TCT 和计算机辅助细胞学检查（computer-assisted cytology test，CCT），即在装有特殊缓冲固定液的容器中将宫颈内外细胞刷洗，经过离心、分层等技术将细胞团块松散并与黏液碎片分开，使细胞单个分布在样本中，然后将这些单层细胞均匀地转移到玻片上，最后固定玻片和染色。细胞单层均匀地分布在玻片上，提高了发现低度病变和高度病变的敏感性。我国于1998年从国外引进该技术，陆续开展了 TCT、CCT 等宫颈脱落细胞学检查。现在所使用的 TCT 可以有效地提高宫颈异常细胞的检出率，通过单次采集标本就可以完成细胞学、HPV、淋球菌和支原体检测，同时可过滤杂质和血液成分，减少标本不满意率，结果易于解释，准确性显著提高，但是其仍然是一种筛查手段，当细胞学筛查发现异常时，仍需要阴道镜检查以进一步明确诊断。阴道镜检查的主要临床价值在于对有细胞学异常的宫颈进行定位活检，通过组织病理诊断确定宫颈病变是哪个级别，根据不同的级别选择不同的治疗方法。

28. TBS 分类法被世界广泛采用

宫颈细胞学检查的报告形式采用 2 种分类方法，一种为传统巴氏 5 级分类法；另一种为宫颈细胞学贝塞斯达报告系统（又称"TBS 分类法"）。巴氏 5 级分类法由于受主观因素影响较大，不能很好地反映癌前病变，已逐渐被 TBS 分类法取代。TBS 分类法是 1988 年由 50 位病理学家在美国华盛顿马里兰州贝塞斯达开会讨论宫颈/阴道细胞学诊断报告方式时，提出癌前病变的描述性诊断术语——低级别鳞状上皮内病变和高级别鳞状上皮内病变等，该分类方法被称为贝塞斯达报告系统，借用开会时的地名而命名，具有纪念意义。该系统命名的优点是将细胞学、组织病理学，以及临床处理很好地结合起来，因而被全世界广泛采用（表 2、表 3）。

表 2　基于 TBS 的宫颈细胞学描述性报告

项目	内容	英文全称	英文缩写
异常上皮细胞	意义不明确的非典型鳞状细胞	atypical squamous cells of undetermined significance	ASCUS
	不能排除高级别鳞状上皮内病变的非典型鳞状细胞	atypical squamous cells-cannot exclude HSIL	ASC-H
	低级别鳞状上皮内病变	low-grade squamous intraepithelial lesion	LSIL
	高级别鳞状上皮内病变	high-grade squamous intraepithelial lesion	HSIL
	鳞状细胞癌	squamous cerival cancer	SCC
腺上皮	非典型腺细胞 - 倾向于瘤变	atypical gland cells-FAVOR neoplastic，	AGC-FN
	原位腺癌	adenocarcinoma in situ	AIS
	腺癌（宫颈管、子宫内膜、子宫外）	adenocarcinoma cervical cancer	ACC

注：宫颈癌前病变的诊断应遵循 "三阶梯式" 诊断流程，即细胞学 - 阴道镜 - 组织病理学。

表 3　TCT 结果报告需要看懂的几个要点

项目	内容
（1）首先要看标本细胞数量的指标是否满意	① 满意评价（描述颈管内/移行带成分存在或缺失，以及其他满意性指标，如血液成分、炎症） ② 不满意评价（特殊原因） 　A. 标本被拒绝或未被处理（特殊原因） 　B. 标本被处理和检测，但是因为某个特殊原因不能满意地评价上皮异常
（2）以下改变为非肿瘤性细胞改变	① 鳞状化生 ② 角化改变 ③ 颈管化生 ④ 萎缩 ⑤ 妊娠相关改变
（3）以下几个为细胞反应性改变	① 炎症（包括典型的修复） ② 淋巴细胞性（滤泡性）宫颈炎 ③ 放疗 ④ 宫内节育器 ⑤ 子宫切除术后的腺细胞状态
（4）通常会提示微生物感染	① 滴虫 ② 白念珠菌形态一致的真菌性微生物 ③ 菌群改变提示细菌性阴道病 ④ 放线菌形态一致的细菌形态 ⑤ 单纯疱疹病毒导致的细胞形态改变 ⑥ 巨细胞改变导致的细胞形态改变
（5）上皮细胞异常的改变	① 鳞状细胞 ② 非典型鳞状细胞 ③ 意义不明确的非典型鳞状细胞 ④ 不能排除高级别鳞状上皮内病变的非典型鳞状细胞 ⑤ 低级别鳞状上皮内病变（HPV/轻度异常/CIN1） ⑥ 高级别鳞状上皮内病变（原位癌、CIN2 和 CIN3） ⑦ 合并浸润癌的征象（如果怀疑浸润时） ⑧ 鳞状细胞癌

（续表）

项目	内容
（6）腺细胞	① 非典型
	A. 颈管内细胞（未另做特殊说明）
	B. 内膜细胞（未另做特殊说明）
	C. 腺细胞（未另做特殊说明）
	② 非典型 – 倾向于瘤变及癌变
	A. 颈管内细胞，倾向于瘤变
	B. 腺细胞，倾向于瘤变
	C. 宫颈内原位腺癌
	D. 腺癌
（7）其他恶性肿瘤（特殊说明）	

29. 解读 TCT 结果报告的几个要点，哪些结果需要高度关注？有化生细胞表示什么？

当 TCT 报告出现表 3 中的（5）（6）（7）结果时要积极就诊，需要进一步治疗或行阴道镜检查。

检查报告中出现"可见化生细胞"时有些患者非常紧张，遂来就诊询问。化生细胞是宫颈炎性反应后细胞修复过程中出现的形态学改变，分为未成熟化生细胞和成熟化生细胞。未成熟化生细胞大小和鳞状上皮外底层细胞相似，胞质中有空泡出现，有时空泡中有白细胞浸润。成熟化生细胞与未成熟化生细胞通常同时存在，其不规则形态的细胞应与高分化鳞癌细胞相鉴别。

30. HPV 检测的方法及临床意义

（1）HPV 检测要点：美国 FDA 已经批准了若干种检测宫颈 HPV 的方法，这些方法可评估宫颈脱落细胞是否含有 15～18 种可能致癌的 HR-HPV，大多数检测方法可检测 13～14 种最常见的高危型亚型。使用这些检测试剂盒的时候必须按照 FDA 批准的说明书进行操作，采用正确的方法并且满足临床操作的特殊标准。TCT 和 HPV 检测时必须使用 FDA 批准的专用标本收集液，因为未经批准的收集液在特殊情况下可能会造成错误结果。

（2）HPV 检测的指征：①细胞学结果为 ASCUS 的病例是否需要进行阴道镜检查：如果 HPV 检测是阳性，则行阴道镜检查；如果 HPV 检查为阴性则随诊。②30 岁以上女性宫颈癌细胞学筛查的附加检测。③2014 年 FDA 批准了一种 HPV 检测方法，用于 25 岁及以上女性的初始宫颈癌筛查。HPV 检测只用来测试是否存在 HR-HPV，对 LR-HPV 没有用处，不应针对 LR-HPV 进行检测。

（3）HPV 分型：美国 FDA 批准的商业化 HPV 16、HPV 18 或两者同时检测的试剂盒，指南支持该试剂盒适用于 30～65 岁宫颈刮片结果为阴性的女性，但是 HR-HPV 阳性的女性可进行 HPV 分型检测。2/3 的宫颈浸润癌是 HPV 16、18 感染所致，因此，目前最新的指南指出，只要是 HPV 16 或 HPV 18 阳性者，就建议直接行阴道镜活检和治疗。对于其他 12 种高危病毒类型应根据致癌性强弱再做进一步分层，结果显示 HPV 31、33、35、45、52、58 的致癌性强于 HPV 39、51、56、59、66、68，因此对于 HPV 31、33、35、45、52、58 也需要进一步干预。

（4）HR-HPV 检测的临床意义：德国汉诺威医学院于 2016 年 8 月发表了一篇关于宫颈癌筛查与预防的指南，该指南参考了大量的有关宫颈癌筛查和宫颈癌前病变治疗的随机对照试验。这些研究显示，以 HPV 为基础的筛查方案与单独应用细胞学筛查方案相比能够更好地发现癌前病变。建议年龄 ≥35 岁的女性均应每 3 ~ 5 年首选 HPV 检测进行 1 次筛查（单独应用细胞学筛查方案每 2 年 1 次），不推荐两者同时筛查。建议从 25 岁开始仅用细胞学筛查方案就可以（每 2 年 1 次），也可以选择 HPV 检测对细胞学检查结果进行再分类，HPV 16 或 HPV 18 阳性者应立即行阴道镜检查。另一种分类方法就是细胞学采用 P16/Ki-67 双重染色，大样本的随机对照试验显示，以 HPV 为基础的筛查方案与单独应用细胞学筛查方案相比能更好地发现宫颈癌前病变，降低宫颈癌的发生率。作为初级预防，女性接种 9 价疫苗可以有效预防宫颈高度恶性病变（CIN3）和宫颈癌的发生，有效率分别为 85%、90%。该疫苗已于 2016 年 5 月开始接种，需要接种 2 剂。

另一篇关于 HPV 分型联合细胞学检测结果的风险评估文章有助于我们进一步理解高危型 HPV 16 感染导致癌前病变的风险。

该研究对年龄≥25 岁（$n=7823$）的女性进行 HR-HPV 和 TCT 联合筛查，分为 HR-HPV（＋）和（或）TCT（＋），随机对照组为 HR-HPV（－）和 TCT（－）。随诊结果发现，HPV 16 阳性/HSIL 者 1 年内发生 CIN3 以上病变的风险为 81.27%（95% CI：66.02%～90.65%）；HR-HPV/细胞学筛查为阴性者，1 年内发生 CIN3 以上病变的风险为 0.33%（95% CI：0.18%～0.62%）；HPV 16 阳性/未见上皮内病变或恶性病变（negative for intraepithelial lesion or malignancy, NILM）者发生 CIN3 以上病变的风险为 13.95%（95% CI：10.98%～17.58%）；HR-HPV 阴性/LSIL 者发生 CIN3 以上病变的风险为 7.90%（95% CI：5.99%～10.37%，$P=0.002$）；HPV 16 阳性/LSIL 者发生 CIN3 以上病变的风险为 11.45%（95% CI：8.61%～15.07%，$P=0.3$）。HPV 16 阳性/LSIL 和 HPV 16 阳性/ASCUS 者 3 年内发生 CIN3 以上病变的风险分别为 24.79%（95% CI：16.44%～35.58%）和 24.36%（95% CI：15.86%～35.50%），而 HR-HPV 阴性/NILM 者 3 年内发生 CIN3 以上病变的风险为 0.72%（95% CI：0.45%～1.14%）。因此，按照发生宫颈癌风险的高低将 HR-HPV 和 TCT 的结果进行再分类，HPV 16 阳性的女性无论 TCT 结果如何，均需要行阴道镜检查及活检；如果 HPV 16 为阳性同时 TCT 示 HSIL，可以直接行锥切术或 LEEP 以进一步诊断和治疗，无须等待阴道镜的检查结果。

31. 阴道镜检查适应证及满意的标准

HPV 检测或 TCT 发现以下任何一种情况，均需要行阴道镜检查及在必要时进行活检。

（1）HPV 16 或 HPV 18 阳性。

（2）混合 HPV 感染，即至少有一种 HR-HPV 感染。

（3）TCT 为 ASCUS，同时存在 HR-HPV 感染。

（4）TCT 为 ASCUS，倾向上皮内瘤变（ASCUS-SIL）。

（5）TCT 为低级别鳞状上皮内瘤变。

（6）TCT 为高级别鳞状上皮内瘤变。

（7）TCT 为不典型腺细胞［在做阴道镜活检的同时，行宫颈管搔刮术（endocervical curettage，ECC）］。

（8）持续性 HR-HPV 感染。

（9）绝经女性发现 HR-HPV 阳性，TCT 正常者（但无颈管内细胞）。

阴道镜检查能够看到整个 TZ 则视为阴道镜检查满意，TZ 是指宫颈外缘的鳞－柱交接部与宫颈口内侧新的鳞－柱交接部的区域。TZ 是 HPV 感染、宫颈病变的易发部位。阴道镜下 TZ 的特点与女性的年龄和激素水平有关。在青春期前，几乎没有宫颈外翻（俗称宫颈糜烂），而在妊娠期宫颈外翻就比较重。TZ 的区域范围变化较大，这对整个区域的检查与评价非常重要。如果阴道镜检查能够看到整个 TZ，则视为阴道镜检查满意；反之，则视为阴道镜检查不满意（图2、图3）。

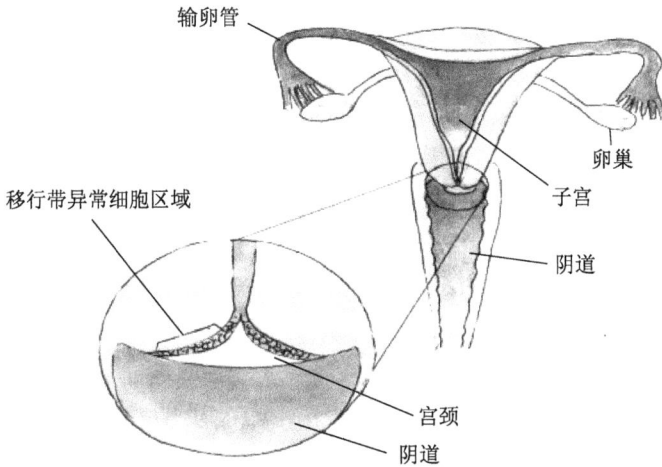

图2　宫颈移行带局部放大示意（彩图见彩插1）

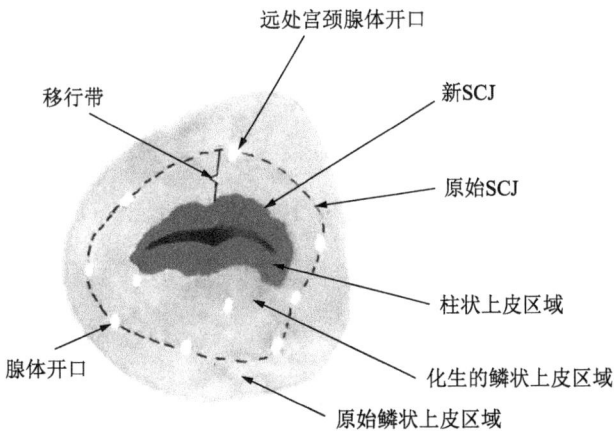

图3　宫颈移行带上皮区域示意（彩图见彩插2）

【病例分享】

病例1：徐某，女，52 岁，G4P2，末次月经（last menstrual period，LMP）为 2016 年 9 月 20 日。因查体发现 HPV 16 阳性，要求进一步治疗，于 2016 年 10 月 10 日就诊于我院门诊。既往于 2011 年因外阴尖锐湿疣行激光治疗。2016 年 8 月杂交捕获 HPV 基因检测（HC2）RLU/CO 220.86、HPV 16 阳性，外院行阴道镜活检病理结果为慢性炎症，月经规律。曾有肾小球硬化及青霉素过敏史。查体：外阴、阴道未见异常，宫颈萎缩、光滑，子宫正常大小，双侧附件未见异常。既往外院阴道镜检查图片提示未见宫颈 TZ，阴道镜检查不满意，也就是说，该阴道镜检查结果不能代表真实情况，因为宫颈 TZ（宫颈病变高发部位）没有看到，可能是假阴性。因此，建议患者行诊断性 LEEP，该手术既有诊断作用也有治疗作用。于 2016 年 10 月 20 日行 LEEP：锥高 1.5 cm，外口直径 2.2 cm。术后病理：7 点示局灶 CIN2、8 点示局灶 CIN1，可见挖空细胞，其余各点慢性炎症，各切缘未见特殊。

病例点评：阴道镜检查是否看到 TZ 至关重要，是评价阴道镜检查是否满意的重要指标。对于阴道镜检查不满意者，应同时行宫颈管搔刮术，必要时行诊断性锥切或 LEEP。

病例2：崔某，女，52 岁，2002 年 12 月体检提示 HPV 16（＋），TCT 提示 ASCUS，外院给予阴道镜活检，病理结果为 CIN1，给予干扰素等药物治疗，2023 年 1 月复查 HPV 16 仍然为阳性，遂就诊于我院门诊。门诊建议患者回当地医院再次行阴道镜活检，病理结果仍为 CIN1，患者再次就诊于我院，咨询下一步治疗方案。考虑患者虽然活检病理结果为 CIN1，但绝经多年，宫颈萎缩，阴道镜检查提示 TZ Ⅲ型，阴道镜检查不满意，且为持续性 HPV 感染，故建议患者行诊断性 LEEP。患者于 2023 年 3 月入院后在全麻下行 LEEP，术后病理提示宫颈 1 点、3 点、12 点 CIN3/CIS，累及腺体，伴浸润（非角化性鳞癌，最大径深为 3 mm，径宽为 5 mm），病变累及内口及锥顶基底部切缘，诊断为宫颈癌 ⅠA2 期。

2023 年 4 月于我院行宫颈癌根治术（广泛性全子宫、双附件切除＋双侧生殖血管及子宫动脉结扎＋血管探查＋盆腔淋巴清扫），术后 2 次随诊 TCT 和 HPV 均阴性。

病例点评：该例患者 LEEP 术后的病理结果让我们感到了 LEEP 的价值，及时明确诊断，防止更为晚期的宫颈癌发生，患者得到了及时治疗。因此，对于老年持续性 HPV 感染者，应积极进行阴道镜检查，甚至进行诊断性 LEEP，这些都具有重要的临床价值。

HPV 感染及宫颈病变的治疗

32. 宫颈病变治疗方法的优缺点对比

不同宫颈病变其治疗方法各有千秋，不分伯仲，以下为各种治疗方法的比较（表4）。

表 4　宫颈病变治疗的比较

项目	冷冻	激光碳化	激光锥切	LEEP	冷刀锥切	电刀锥切
物理治疗	是	是	否	否	否	否
手术治疗	否	否	是	是	是	是
病变治疗的深度	表浅	表浅	较深	较浅	较深	较深
病理	无	无	有	有	有	有
切缘是否有热损伤	无	有	有	有	无	是
适应证	HPV 感染 CIN1	HPV 感染 CIN1	CIN1 CIN2 CIN3	CIN1 CIN2 CIN3	CIN1 CIN2 CIN3	CIN1 CIN2 CIN3

宫颈低级别病变包括宫颈 HPV 感染、CIN1，可以选择随诊、

物理治疗、激光治疗、冷冻治疗、LEEP 或锥切术。宫颈高度病变包括宫颈 CIN2、CIN3，应选择手术治疗，如 LEEP 或锥切术。但我们如何选择呢？LEEP 切除病变的深度相对比较浅，适合年轻、阴道镜评价比较满意的患者，对于年龄较大、TZ 看不到、级别较高的病变（CIN3）建议行锥切术。而宫颈肥大、宫颈表面病变面积大而不规则，估计 LEEP 电切环大小不能覆盖整个病变区域者，可选择锥切术，以免病变切除不完整造成术后病理评价困难。此外，电刀锥切与冷刀锥切相比可能存在切缘的热损伤，影响术后切除标本的病理评价。但大量的临床研究显示，电刀（包括 LEEP）的热损伤并不影响标本的病理评价。

　　一篇回顾性研究分析了 118 例采用冷刀锥切术（cold knife conization，CKC）或 LEEP 治疗的 CIN 患者，术后两组切缘的阴性率没有差异，CIN 的级别、分娩方式、产次等对术后切缘均无影响，但年龄 >45 岁者 CKC 组术后切缘的阳性率（14.3%）显著低于 LEEP 组（52.6%）。其中 LEEP 组 11 例切缘阳性的患者在术后 6 个月内行第二次手术，5 例（45.5%）有残留的 CIN2 和 CIN3。因此，推荐年龄 >45 岁的 CIN 患者行锥切术。另一项研究也显示，LEEP 组与 CKC 组相比，并发症发生率低、病变切除的体积小、住院时间短、热损伤可以忽略不计，但建议如果使用 LEEP 应尽可能切得深，降低切缘的阳性率。

【病例分享】

　　段某，女，41 岁，G2P2，既往月经规律，宫内节育器避孕，发现宫颈病变半个月，于 2015 年 12 月 23 日就诊于我院门诊。患者既往于 2015 年 12 月 9 日在外院查体发现 HPV 52 阳性、TCT 阴性，28 日在外院行阴道镜检查结果满意，活检病理为慢性宫颈炎（3 点、6 点、9 点），可见挖空细胞，部分腺体伴鳞化，局灶样 CIN1（12 点），遂建议行激光治疗。2015 年 12 月 30 日于我院行激光治疗，治疗后半年（2016 年 7 月）复诊，其 TCT、HPV 均正常。2016 年 12 月 28 日（治疗后 1 年）于我院复查 TCT、HPV，结果均为阴性。建议之后 1~2 年复查 1 次即可，工具避孕，预防 HPV 再感染。

病例点评：这是一例 HR-HPV 感染、CIN1 的病例，治疗方法可以是随诊、激光治疗或 LEEP 等。为什么会建议行激光治疗呢？首先，考虑到患者的年龄超过 30 岁，不建议随诊，因为这个年龄段女性自身免疫清除病毒的能力下降；其次，本例患者仅 12 点病灶为 CIN1，病变比较局限而表浅。激光治疗和 LEEP 二者均可，激光治疗简单，病变表浅局限可以选择激光治疗，但没有病理。如果病变比较广泛，建议行 LEEP 或小锥切，有组织病理可进一步评价。术后 6 个月复查。

33. 宫颈低级别鳞状上皮内瘤变的治疗及随诊建议

2013 年美国阴道镜和子宫颈病理学会（American Society for Colposcopy and Cervical Pathology，ASCCP）发布的指南指出，对

于 CIN1 的治疗及随诊建议有以下几点。

（1）病理证实的 CIN1，且之前为轻度异常者（包括细胞学结果为 ASCUS、LSIL 者；HPV 16 阳性或 HPV 18 阳性者；超过 1 年的持续性 HPV 感染者）：①观察 1 年，不予治疗。②第 12 个月时复查 TCT 和 HPV 如果均为阴性，则每年复查，直至 3 年。③3 年后复查 TCT 和 HPV 如果均为阴性，则以后按照正常人群的筛查程序进行。④3 年内任意 1 次（超过或等于）出现 ASCUS，或者任意 1 次 HPV 为阳性，则做阴道镜检查，如果仍然为 CIN1，且持续性 CIN1 至少 2 年，则考虑进行治疗。治疗方法：阴道镜检查满意者行宫颈物理治疗，如激光、电灼等；阴道镜检查不满意或宫颈管搔刮术证明宫颈管有病变或曾经治疗者，建议宫颈部分切除，如锥切术或 LEEP 等。

（2）病理证实为 CIN1（或病理显示无病变），且之前细胞学检查结果为 HSIL，或 HSIL 者为以下 3 种情况：①阴道镜检查满意和宫颈管无病变者，12 个月及 24 个月重复细胞学检查及 HPV 检测：a. 每次均为阴性，超过 30 岁者 3 年内每年复查 TCT 和 HPV，小于 30 岁者只复查细胞学检测；b. 其间任意一次出现 HPV 阳性或者细胞学检查异常者，需做阴道镜检查；c. 其间任意一次出现 HSIL，需做诊断性宫颈切除，包括 LEEP 或锥切术。②直接行诊断性宫颈切除，包括 LEEP 或锥切术。③复核细胞学切片、病理组织切片及阴道镜所见，根据复核结果予以处理。

我国对于 CIN1 的治疗及随诊建议：根据 ASCCP 指南，结合我国的具体情况，对于 CIN1 的治疗提出以下建议。

（1）之前细胞学检查结果为低级别病变以下、阴道镜检查满意（可见鳞－柱交接部）、年轻患者长期不打算生育及随诊条件好者，可以选择观察和定期复查，其间可用干扰素等治疗。

（2）之前细胞学检查结果为低级别病变以下、阴道镜检查满意（可见鳞－柱交接部）、已经生育或者未生育但短期内打算生育者，考虑物理治疗，因为这些情况不适合长期随诊。

（3）之前细胞学检查结果为低级别病变以下、阴道镜检查不满意者，需要做颈管活检，如果颈管内有 CIN1 或者之前使用不同方式治疗过后 CIN1 仍持续存在者，上述两种情况均行 LEEP。

（4）之前细胞学检查结果为 HSIL 或者不典型腺细胞无具体指定（atypical glandular cell-not otherwise specified，AGC-NOS）及阴道镜检查不满意者，可直接切除，或应用阴道镜＋细胞学检查随诊半年。如果仍然是 CIN1，则切除；或者复核之前的细胞学及阴道镜检查结果、病理组织切片，根据复核的结果选择治疗方法。

（5）小于 20 岁的人群如果诊断为 CIN1，建议每半年应用细胞学检查及必要的阴道镜检查随诊，若其间发现 HSIL 或两年时还有 ASCUS 及以上的病变，则行阴道镜检查及活检。活检后如果为 CIN2，倾向于继续随诊；如果为 CIN3，倾向于治疗。关于宫颈病变治疗的指南中，低级别鳞状上皮内瘤变（包括 HPV 感染或 CIN1）可以随诊的解读：主要针对年龄小于 30 岁的年轻女性，因为大量的临床研究数据显示，80% 的年轻女性在平均 1 年内可以依靠自身免疫力清除病毒，不需要进一步干预。欧美等国家在制定 CIN1 治疗指南时充分考虑了费效关系，指出患有 CIN1 的年轻患者大部分在 1 年内可自愈，同时其进一步发展为宫颈癌的概率很小，因此，对于这部分年轻女性，可以随诊而不需要过多的进一步干预。而对于年龄 >30 岁者，因其免疫力下降，建议处理方法要积极一些。

34. P16/Ki-67 双重染色用于诊断 HPV 阳性的宫颈癌前病变

P16 蛋白在正常、炎症性宫颈组织上皮中均为阴性表达，而在 CIN 和宫颈癌中具有极高的阳性表达；在 CIN 病变中伴随病变级别的升高，其表达强度亦相应升高。P16 的阳性表达有助于对 CIN 病变进行风险分级。P16 是较好的生物学标志物，P16 阳性既能表明病毒癌基因在上皮干细胞的竞争复制，进而表达异常，又能表明哪些细胞正在发生基因突变和进行癌变，提示 HPV-DNA 整合到宿主细胞 DNA 上，自身免疫力已很难将病毒清除，病变有进一步发展为浸润癌的风险，因此，需要积极治疗。反之，如果病理结果免疫组化 P16 为阴性，CIN 病变 1 年后自愈或降级的可能性升高。

目前将 P16 和细胞增殖有关的标志物 Ki-67 双重染色用于诊断女性 HPV 阳性的宫颈癌前病变，一些证据提示，P16/Ki-67 双重染色可作为宫颈癌前病变的一种标志。一项发表于 *JNCI* 的大规模前瞻性人群研究评估了 P16/Ki-67 双重染色在女性 HPV 阳性中的诊断价值。该研究总计有 1509 例 HPV 阳性的女性以 HPV/细胞学进行同时检测，对于细胞学检测结果高于或为 ASCUS 的情况，P16/Ki-67 双重染色的阳性率低于单纯细胞学检测（45.9% $vs.$ 53.4%）。对于 CIN2 + 的诊断，P16/Ki-67 双重染色与细胞学检测相比，敏感性相似（83.4% $vs.$ 76.6%，$P = 0.1$），而特异性更高（58.9% $vs.$ 49.6%，$P < 0.001$），阳性预测值（21.0% $vs.$ 16.6%，$P < 0.001$）和阴性预测值（96.4% $vs.$ 94.2%，$P = 0.01$）也具有显著差异，类似的差异分布也出现在 CIN3 + 的患者中。P16/Ki-67 联合检测阳性的女性患者具有较高的宫颈上皮内瘤变风险，建议转诊进行阴道镜评估。相比之下，检测结果为阴性的女性群体在 1 年随访期内发展为 CIN 的概率显著低于当前美国宫颈癌筛查指南推荐的标准流程。

【病例分享】

李某，女，32 岁，已婚，G1P1，主因发现宫颈病变，要求进一步治疗，于 2015 年 12 月 14 日就诊于我院门诊。患者既往于 2014 年查体发现 HPV 阳性，TCT 阴性，未进行任何治疗及随诊。2015 年 11 月初复查 TCT 提示 ASCUS、HPV 52（＋）；妇科检查示宫颈表面光滑；阴道镜检查未见 TZ，检查不满意；活检病理提示为 CIN1、P16（＋）。故建议行 LEEP。2016 年 1 月于我院行 LEEP，术后病理提示 CIN2、切缘阴性。2016 年 6 月 TCT 复查未见异常，12 月 TCT 联合 HPV 检测均为阴性。

病例点评：这是一例 CIN1 的年轻女性，选择 LEEP 治疗的重要节点就是持续性 HR-HPV 感染，活检病理为 CIN1、P16 阳性，P16 阳性表明 CIN 有病变进一步升级的风险，应切除干净，并行进一步的病理评价。病理结果显示了疾病的发展，手术治疗达到了切除病变、防止疾病进一步发展的目的。

35. 持续性 HPV 感染或混合 HPV 感染所致的宫颈病变需要积极治疗

绝大多数 HPV 感染是一过性的，疾病进展风险较小，仅有小部分感染会持续存在。如果初始感染 1～2 年后，感染仍然持续存在，强烈预示发生 CIN3 或癌症的潜在风险增加。持续性 HPV 感染说明 HPV-DNA 已经整合到宿主 DNA 上，依靠机体的免疫力已经很难将 HPV 清除。混合 HPV 感染说明多种病毒存在，也会降低机体清除病毒的能力，需要积极处理。HPV 的基因类型似乎是决定持续性感染和病情进展最重要的因素。

HPV 16 具有最强的致癌能力，全世界有 55%～60% 的宫颈癌与它有关；HPV 18 是第二常见的致癌类型，并且 10%～15% 的宫颈癌与它相关；还有约 12 种类型的 HPV 与剩余比例的宫颈癌病例有关。已知的能够增加 HPV 持续性感染的因素包括吸烟、免疫系统功能抑制和 HIV 感染。HPV 感染在青少年和 20～30 岁年龄段的女性中最常见。大多数青年女性，尤其是 21 岁以下的女性，自身能够产生有效的免疫反应，从而在平均 8 个月的时间里清除病毒或者在 8～24 个月将病毒载量降低到无法测出的水平。随着病毒的清除，该人群的绝大多数宫颈病变也将自行消失。30～65 岁人群 HPV 感染后的疾病发展与年龄似乎不相关，无论30 岁还是 30 岁以上年龄的女性，新感染的 HPV 依旧较少变为持续性感染。但是，30 岁以上才发现的 HPV 感染则更可能反映的是持续性感染。这一点和年龄越大发生 HSIL 的概率越高也是相符的。

针对上述问题有学者进行了一项临床研究，对细胞学检查为LSIL 或 ASCUS 且经阴道镜活检证实为持续性 CIN1 的患者实施了LEEP 治疗，术后 6 个月、1 年及之后的每年随诊行细胞学、阴道镜及 HPV 检查。252 例患者术后进行了 1008 次阴道镜随诊检查，累计 2 年 CIN2 的发生率为 2.3%（4/176），累计 3 年 CIN2 的发生率为 5.5%（7/128），每年 100 例女性中有 CIN2 1.7 例（95% *CI*：1～2.8）。在术后随访中，70 例（27.8%）为 LSIL，每年 100 例女性中有 10 例（95% *CI*：7.9～12.6）。因此研究发现，在随诊中持续性 HPV 感染、混合 HPV 感染会增加高级别 CIN 的发生和发展，对这些人群要充分进行询问，应采取积极的个体化治疗方法。

36. 年轻、未生育的 CIN2 患者应根据疾病发展情况及患者本人意愿综合分析后确定治疗方案

对于阴道镜检查病理证实为 CIN2 的患者，按照指南均应进行手术治疗。但对于未生育的女性来说，医生和患者均有一定的

顾虑，是否可以采取观察随诊呢？目前，手术治疗的安全性和可行性尚无很好的循证医学证据，国内基本上均采用积极的手术治疗。2016 年国外发表的一项由 12 个医院参加的前瞻性、多中心的临床研究，对年龄 <25 岁的 CIN2 女性进行长期随诊，观察病变发展的预后及消退的预测因子，但尚未有结论性的结果以供参考。如果有年轻患者坚决要求随诊，应根据病情（主要注意阴道镜检查是否满意、病理结果的准确性等）告知患者疾病进一步发展可能出现的风险，以及是否有条件可以按照要求定期随诊（每半年随诊 1 次细胞学、阴道镜检查等）后再选择最佳的治疗方案。

37. 宫颈锥切术后的结果评价及内切缘阳性的处理方法

宫颈锥切术是治疗宫颈癌前病变，特别是高级别宫颈上皮内瘤变（CIN2 或 CIN3）最为有效的方法。锥切术又分为冷刀锥切或宫颈 LEEP，切除术后的效果评价主要是病理结果，需要观察 3 个指标：切除标本的病理诊断分级、有无浸润癌、内外切缘是否切除干净。术后病理诊断的结果可能会有以下几种：高于术前阴道镜活检的病理诊断；与术前阴道镜活检的病理诊断相同；低于术前阴道镜活检的病理诊断，甚至没有癌前病变，只是炎症反应。出现后一种情况是完全可能的，并不是术前诊断失误，而是病变可能非常表浅或局限，阴道镜做得非常准确，病灶在活检时已被完全取掉。切缘分为内切缘和外切缘，内切缘是指切除标本的最顶端部分，即与子宫连接的部分；外切缘为宫颈外口。外切缘阳性可以随诊，因为外切缘暴露在外面，随诊比较方便，有利于细胞学和阴道镜检查的进一步评价。如果病理报告为内切缘阳性，仍有病变组织残留，因其位置较高，且在宫颈管内，细胞学或阴道镜检查均无法准确评价，其复发率为 25% ~ 50%，需要进一步治疗。因内切缘阳性需要行锥切术，其术后切除的子宫标本上有 23% ~ 34% 的残留病变，锥切术后的复发率为 5% ~ 10%。

对于内切缘阳性的患者最好的治疗方法虽有争议，但一般根据患者的年龄、生育要求可以再次行锥切或子宫切除术。对于要求保留生育功能的年轻女性，可以选择宫颈细胞学和 HPV 检测及阴道镜检查随诊，如果有异常发现，可再次行锥切术和颈管内诊刮术。一些病例虽然内切缘阳性，但残存的宫颈并无病变，如果切除子宫，对于一些要求保留子宫的女性来说将导致治疗过度。对于年龄较大、已绝经的女性，因其阴道、宫颈均萎缩，评价较为困难，可考虑择期行子宫全切术。

锥切术后患者随诊的方法建议最好选用细胞学和 HPV 联合检查，宫颈细胞学检查会有较高的假阴性率，而 HPV 的检测似乎显得更为重要，可被用作锥切边缘阳性患者诊断残端病变的一个强有力的指示因子。因此，建议锥切边缘阳性的女性每 6 个月行 HPV 检测，如果 HPV 检测为阴性，可按正常人群筛查计划进行。有研究显示，如果锥切边缘阳性，但 HPV 检测为阴性，则几乎没有病灶残留的可能。

【病例分享】

李某，女，54岁，G1P1，绝经8年，主因体检时发现TCT提示HSIL、HPV 16阳性，2016年6月30日阴道镜活检病理：宫颈9~12点为CIN2~CIN3；宫颈3点、6点为慢性炎症，可见挖空细胞。于2016年7月28日在静脉全麻下行冷刀锥切术及取环术。术中见阴道及宫颈萎缩严重，暴露非常困难，锥切高度为1.5 cm，外口直径为2.0 cm，宫颈4点、6点局灶可见CIN2，紧邻内口切缘，余各点有慢性炎症。2016年9月22日行腹腔镜下全子宫及双附件切除术。术后病理：宫颈1点为CIN3，累及腺体，TZ可见组织缺损；余各点慢性宫颈炎及宫颈内膜炎；外口切缘及子宫下段未见特殊；多发性子宫肌瘤，增殖期子宫内膜、双侧卵巢及输卵管组织未见异常。术后3个月复查，阴道残端愈合好，术后6个月复查TCT及HPV检测均为阴性，暴露仍然非常困难。术后乳腺超声检查未见异常，阴道内间断使用少量雌激素软膏以减少阴道粘连。

病例点评：该患者为绝经8年的中老年女性，术前及术中发现其阴道、宫颈萎缩非常严重，很难暴露，同时锥切后病理为CIN3，1点局灶为CIN2，紧邻内口切缘，年轻女性可以随诊，但绝经后的女性其阴道、宫颈萎缩严重，非麻醉状态下无法进行阴道检查及宫颈细胞学检查，影响术后随诊效果，故建议患者行子宫全切术。该患者子宫全切术后的病理仍为CIN3，因此对于绝经女性锥切术后病理提示病变紧邻切缘或切缘阳性的患者，应建议积极行子宫及双附件切除术。

38. 宫颈病变术后随诊的时间间隔及影响术后 HPV 转阴的危险因素

首先来分享一个病例：秦某，女，33 岁，G1P1，主因发现宫颈 CIN2～CIN3 1 个月，要求进一步治疗，于 2016 年 11 月 2 日入院。既往（2014 年）TCT 提示 ASCUS、HPV 52 阳性，后行阴道镜活检提示宫颈慢性炎症，可见挖空细胞、CIN1，未行治疗。2015 年因性生活出血，行 TCT、阴道镜检查均提示 CIN1，未行治疗。1 个月前出现不规则阴道出血，TCT 提示 HSIL，遂行阴道镜活检，病理提示为 CIN2～CIN3，我院会诊病理切片也为 CIN2～CIN3，于 2016 年 11 月 3 日行锥切术。术后病理：CIN2，切缘未见异常。术后 6 个月复查 TCT(－)、HPV(－)，再次复查时间为术后 1 年。宫颈病变治疗后随诊一般建议术后 6 个月随诊 1 次，连续 2 次为阴性，与正常人群相同，每 1～2 年随诊 1 次 TCT 即可。如果是 TCT 联合 HPV 检测，二者均为阴性（双阴性），3～5 年复查 1 次即可。

临床中，我们会看到一些患者过于紧张，频繁地重复进行 TCT、HPV 检测，在一家医院刚做完检查，不出 2 个月又到另一家医院重复做，这样只会造成不必要的经济浪费或过度医疗。临床医生要把好这个关，给予患者充分的解释，避免不必要的检查。

一项意大利的临床研究对 152 例因 HSIL 治疗的患者进行随访发现，2/3 的病例在治疗后的 1 年内采用 HPV 检测没有发现病毒或复发，而且病毒载量在术后的第 2 年、第 3 年递减，直到完全清除。

39. 宫颈病变手术治疗后发现 HPV 仍然阳性或 TCT 异常，临床如何解读？

对于宫颈病变经过手术治疗或随诊已经正常者（即 TCT 或 HPV 均为阴性），经过一段时间检查再次发现 HPV 阳性或 TCT 异常，究竟是 HPV 再感染还是复发？这在临床上很难区分。HPV 感染后可表现为潜伏感染，最终在病灶位置或病灶切除周围正常皮肤处复发。在尖锐湿疣患者的耻骨区和肛周毛发区常常可检测到 HPV 6、HPV 11 的 DNA，说明存在复发的潜在病毒源。同时，阴道镜检查或治疗宫颈病变时应注意阴道壁有无病毒感染，有无癌前病变。HPV 感染经常是多中心的，这也是宫颈病变治疗后持续 HPV 阳性的重要原因之一。

2006 年发表于 *BJOG* 的一项前瞻性临床研究评估了因高度宫颈病变（CIN2 +）接受锥切术的患者术后高危 HPV-DNA（HR-HPV）阳性的临床意义。该研究纳入 72 例因 CIN2 或 CIN3 行锥切术的女性，术后采用 HC2 法检测 HR-HPV，并每 3 ~ 6 个月进行 1 次随访。随访期间，所有患者同时接受细胞学检查（SurePath 液基细胞学）及 HR-HPV 检测，且术后每 6 个月接受阴道镜检查，持续随访 24 个月。结果显示，72 例患者中有 6 例

（8.3%）出现复发或存留的 CIN。复发组患者年龄显著高于未复发组（51.5±9.0 岁 *vs.* 39.8±12.2 岁，$P=0.007$）。6 例复发患者均为 HR-HPV 阳性，其中 4 例伴细胞学异常（≥ASCUS），2 例存在切缘阳性。在 66 例治愈的患者中，15 例 HR-HPV 阳性，6 例细胞学异常，12 例切缘阳性。各指标对术后治疗失败的预测效能如下：细胞学异常、切缘阳性和 HR-HPV 阳性的敏感性分别为 66.7%、33.3% 和 100%，特异性分别为 90.9%、81.8% 和 77.3%。分层分析表明，术后 3~6 个月 HR-HPV 阳性但细胞学正常者的病灶残留或复发的风险为 15%（2/13），而 HR-HPV 阳性合并细胞学异常者的风险升至 50%（4/8）。切缘状态与 HR-HPV 阳性无显著相关性。此外，高龄被确认为既往被忽视的独立复发风险因素。该研究提示，HR-HPV 检测是预测锥切术后病灶残留或复发的最有效指标，其敏感性和阴性预测值（100%）显著优于细胞学检查和切缘状态评估。因此，术后 HR-HPV 阴性可作为排除复发的高可靠性依据。

【病例分享】

王某，女，32 岁，G0P0，锥切术后 3 年，持续性 HR-HPV 阳性 3 年，为进一步治疗入院。既往月经不规律，有多囊卵巢综合征（polycystic ovary syndrome，PCOS）、不孕史。患者 3 年前因 CIN3 行锥切术，术后病理提示为 CIN3，切缘阴性。术后 1 年随访中发现 HR-HPV 阳性（HC2）、LSIL，阴道镜活检为 CIN1，行宫颈激光治疗。之后 HR-HPV 仍持续阳性 2 年，TCT 正常或 TCT

提示 ASCUS，查体宫颈表面光滑，阴道镜检查不满意。本次计划入院行诊断性 LEEP，结果术中醋酸及复方碘溶液检查显示宫颈没有发现异常，但宫颈的后方、阴道后壁近后穹窿处（面积 2 cm × 3 cm）皮肤增厚，醋白试验阳性（图 4），碘不着色（图 5），遂行局部病灶切除，术后病理为 VIN2，切缘阴性。术后 6 个月复诊，其 TCT、HPV 均为阴性。

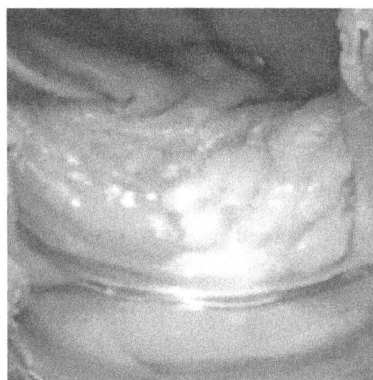

图 4　醋白试验阳性区域（彩图见彩插 3）

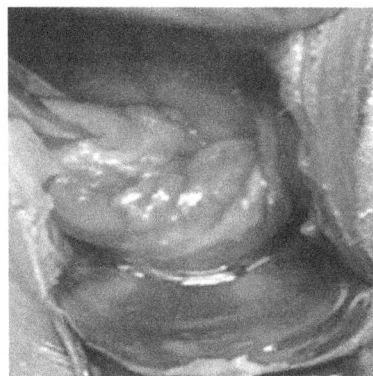

图 5　碘不着色区域（彩图见彩插 4）

病例点评：该例患者为 CIN3，行锥切术，切缘阴性，但术后随诊一直高危 HPV 持续阳性，TCT 正常或 ASCUS，外院阴道镜检查宫颈表面光滑，阴道镜检查不满意。本次计划入院行诊断性 LEEP，结果术中醋白染色及碘试验发现阴道后壁大片状病灶，遂行局部病变切除。这提示我们无论在行阴道镜检查或锥切时一定要对阴道壁、阴道穹窿行重点检查，及时发现卫星病灶，其是降低术后持续 HPV 阳性的重要因素。

参考文献

1. SUNG Y E, KI E Y, LEE Y S, et al. Can human papillomavirus (HPV) genotyping classify non-16/18 high-risk HPV infection by risk stratification? J Gynecol Oncol, 2016, 27(6)：e56.

2. CASTLE P E, ASLAM S, BEHRENS C. Cervical precancer and cancer risk by human papillomavirus status and cytologic interpretation：implications for risk-based management. Cancer Epidemiol Biomarkers Prev, 2016, 25(12)：1595 – 1599.

3. HILLEMANNS P, SOERGEL P, HERTEL H, et al. Epidemiology and early detection of cervical cancer. Oncol Res Treat, 2016, 39(9)：501 – 506.

4. SHIN J W, RHO H S, PARK C Y. Factors influencing the choice between cold knife conization and loop electrosurgical excisional procedure for the treatment of cervical intraepithelial neoplasia. J Obstet Gynaecol Res, 2009, 35(1)：126 – 130.

5. HILLEMANNS P, KIMMIG R, DANNECKER C, et al. LEEP versus cold knife conization for treatment of cervical intraepithelial neoplasias. Zentralbl Gynakol, 2000, 122(1)：35 – 42.

6. SAVONE D, CARRONE A, RIGANELLI L, et al. Management of HPV-related cervical disease：role of p16INK4a immunochemistry. Review of the literature. Tumori, 2016, 102(5)：450 – 458.

7. MIRALPEIX E, GENOVÉS J, MARIA SOLÉ-SEDEÑO J, et al. Usefulness of p16INK4a staining for managing histological high-grade squamous intraepithelial cervical lesions. Mod Pathol, 2017, 30(2): 304 – 310.

8. LAWSON H W. Practice bulletin No. 157: cervical cancer screening and prevention. Obstet Gynecol, 2016, 127(1): e1 – e20.

9. WENTZENSEN N, FETTERMAN B, CASTLE P E, et al. p16/Ki-67 dual stain cytology for detection of cervical precancer in hpv-positive women. J Natl Cancer Inst, 2015, 107(12): djv257.

10. SPINILLO A, GARDELLA B, IACOBONE A D, et al. Outcome of persistent low-grade cervical intraepithelial neoplasia treated with loop electrosurgical excision procedure. J Low Genit Tract Dis, 2016, 20(4): 307 – 311.

11. HILLEMANNS P, SOERGEL P, HERTEL H, et al. Epidemiology and early detection of cervical cancer. Oncol Res Treat, 2016, 39(9): 501 – 506.

12. VENTUROLI S, COSTA S, BARBIERI D, et al. Time to viral clearance after successful conservative treatment for high-risk HPV-infected high-grade cervical intraepithelial neoplasia and early invasive squamous cervical carcinoma. Diagn Microbiol Infect Dis, 2016, 86(3): 270 – 272.

13. VERGUTS J, BRONSELAER B, DONDERS G, et al. Prediction of recurrence after treatment for high-grade cervical intraepithelial neoplasia: the role of human papillomavirus testing and age at conisation. BJOG, 2006, 113(11): 1303 – 1307.

HPV 感染、宫颈病变与妊娠管理

临床中很多患者因有 HPV 感染或宫颈病变不敢怀孕，担心妊娠会加重病情或传染给新生儿，同时，医生也没有为前来咨询的患者提供正确的信息，导致患者选择错误或终止妊娠。此外，还有一些患者把妊娠期间的阴道不规则出血均视为与妊娠有关的先兆流产，而不去做妇科检查，担心妇科检查会诱发流产，直到妊娠中晚期出血症状加重或产后才做检查，结果已经是宫颈癌，为时已晚。这些情况在临床上时有发生。

育龄期女性是性生活最活跃的人群，也是最容易感染 HPV、发生宫颈病变的人群。因此，在育龄期女性中 TCT 异常的发生率最高。妊娠合并宫颈癌前病变的发生率占妊娠总例数的 0.08%～5%。按常规进行筛查的女性，在妊娠期间一般很少行宫颈黏液涂片检查，因为此时期宫颈糜烂较重，炎症充血，容易导致检查结果解读困难，如误诊为出现异形细胞（蜕膜细胞）等。而长期没有筛查者、曾有宫颈涂片异常者或妊娠期间阴道出血并怀疑为宫颈因素引起者，在妊娠期间应行涂片检查，且应尽早进行，以便及时发现宫颈浸润癌。妊娠早期初次检查时应常规进行妇科阴道检查（包括清洁度），可以不做双合诊。现在也有很多指南建议，所有女性在诊断为妊娠时常规进行宫颈涂片检查或 TCT 检查。妊娠期间宫颈癌的发生率很低，在每 1000 例妊娠中，该情况的发生率仅为 0.45 例（即 1/2205）。妊娠本身对预后并没有负面影响，对预后产生重要影响的因素是将妊娠期间阴道不正常出血归因于妊娠本身，或者缺乏对已有的宫颈病变进行足够的检查和评价。

40. 妊娠期 TCT 异常患者的处理

国际指南对于妊娠期间细胞学检查结果异常的处理有以下几点。

（1）妊娠期 TCT 显示为 ASCUS：发生浸润癌的风险相对低，因此不主张将产前的阴道镜检查纳入常规管理中。

（2）妊娠期 TCT 为低级别鳞状上皮内瘤变：非青春期孕妇应该做阴道镜检查（B 级证据，Ⅱ级推荐）或延迟到生产后 6 周做（B 级证据，Ⅲ级推荐）；对细胞学、阴道镜检查没有发现 CIN2、CIN3、宫颈癌者延迟到产后随访（B 级证据，Ⅲ级推荐）；妊娠期间应避免行宫颈管搔刮术以免诱发流产（E 级证据，Ⅲ级推荐），妊娠期间也不应该进行不必要的阴道镜检查和细胞学检查。

（3）妊娠期 TCT 为 HSIL：应积极进行阴道镜检查（A 级证据，Ⅱ级推荐），并建议由有经验的阴道镜医生进行评估——阴道镜检查是很好的管理办法（B 级证据，Ⅲ级推荐），在阴道镜评价疑为 CIN2、CIN3 或癌变时应进行活检；只有在细胞学、阴道镜或活检疑为浸润癌时，才建议常规行诊断性锥切，否则是不可接受的（E 级证据，Ⅱ级推荐）；对于未诊断为 CIN2、CIN3 的 HSIL，应重新进行细胞学和阴道镜检查（时间不短于产后 6 周）（C 级证据，Ⅲ级推荐）。

（4）妊娠期 TCT 为不典型腺细胞（atypical glandular cell，AGC）：妊娠期细胞学为 AGC 的初始评估应该有别于非妊娠期，不进行宫颈管搔刮术和子宫内膜活检（B 级证据，Ⅱ级推荐）。

41. 妊娠期尽量不做阴道镜活检

妊娠作为女性的特殊生理时期，宫颈及阴道上皮受雌激素及孕激素的影响，表现为宫颈及移行带增大，宫颈黏液增多、黏稠，使得阴道镜检查比较困难，特别是随着孕周增大，对宫颈的评价更为困难。同时妊娠期宫颈血管形成丰富，易导致过度诊断，而且阴道镜下活检导致出血等并发症的发生率明显增加。妊娠期间阴道镜检查的主要目的是排除浸润性疾病后采取保守治疗（直到分娩之后）。活检尽量不做，除非高度怀疑有浸润癌时方可进行。妊娠期尖锐湿疣也非常常见，疣状物增大明显，血管粗大，但一般呈良性改变。如果与 CIN 共存，应行阴道镜下活检，一般推迟到产后处理，此时疣状物也会明显缩小。

42. 妊娠期患有宫颈上皮内瘤变患者的管理

对于妊娠期间经组织学确诊宫颈癌前病变，或孕前已存在宫颈癌前病变的孕妇，其妊娠期管理应遵循以下原则。

（1）低级别鳞状上皮内瘤变（CIN1）：仅需随访观察，无需治疗（B 级证据，Ⅱ 级推荐）。需特别强调：妊娠期对 CIN1 实施治疗是不可接受的（E 级证据，Ⅱ 级推荐）。

（2）高级别病变（CIN2/CIN3）且排除浸润癌：①妊娠晚期前：每间隔≤12 周进行细胞学与阴道镜联合评估（B 级证据，Ⅱ级推荐）。仅在病变进展或细胞学提示浸润癌时，方建议重复宫颈活检（B 级证据，Ⅱ 级推荐）。②治疗原则：除非确诊浸润癌，否则妊娠期任何治疗均不可接受（E 级证据，Ⅱ 级推荐）。③产后管理：A. 产后 6 周需重新评估（细胞学 + 阴道镜）（B 级证据，Ⅱ 级；C 级证据，Ⅲ 级推荐）。B. 仅当高度怀疑浸润癌时，方推荐诊断性锥切术（B 级证据，Ⅱ 级推荐）。

妊娠合并 LSIL 的发生率为 60%，30% 在妊娠期没有改变，发展为高度病变（CIN3）的情况很少，且很少超过 6%。妊娠期间高度病变（如 CIN3）发生退变降级的比例很低，约为 30%，发生病变进一步升级的约为 10%。如果没有浸润癌的证据，妊娠期间一般不建议治疗，所有的治疗均在分娩以后，但需要每 3 个月对怀疑有加重的病变行阴道镜重复活检。

【病例分享】

林某，女，42 岁，G4P2，因同房出血，发现宫颈病变 1 个月入院。既往于 2013 年备孕前查体发现 HR-HPV 阳性，TCT 未见异常，未曾进一步诊治。2013 年 6 月因妊娠及生育后就未行妇科检查及宫颈癌筛查。近 3~4 个月出现同房阴道少量出血，于 2016 年 5 月就诊于外院，TCT 为性质未定的非典型鳞状细胞，HC2 为 10.23，HPV 16(+)。2016 年 5 月 19 日外院阴道镜活检病理为 CIN3，我院病理会诊为 CIN3/CIS，累及腺体。2016 年 6 月 23 日在我院行锥切术。术后病理：宫颈 2~5 点为 CIN2~CIN3，累及腺体，其中 2 点可见微小浸润（深度约 2 mm），余各点为慢性宫颈炎及宫颈内膜炎；各切缘未见特殊。因已完成生育，遂于 2016 年 8 月 12 日行腹腔镜全子宫及双侧输卵管切除术。术后病理：慢性宫颈及宫颈内膜炎，大部分移行区黏膜缺失伴肉芽组织形成及多核巨细胞反应，病变符合锥切术后改变；宫颈外口切缘、子宫下段及双侧宫旁未见特殊。分泌期子宫内膜、双侧输卵管未见异常。目前已完成术后 2 次随诊，TCT、HPV 检查结果均为正常。

病例点评：回顾该病例的发展，我们吸取经验的地方是发现 HR-HPV 感染，特别是 HPV 16，虽然 TCT 为阴性，但也应该积极进行阴道镜评价，以排除有无高度病变。产后 42 天应该积极复查 TCT 及 HPV。但是该患者在 3 年后才来复查，疾病已经发展为早期浸润癌。

43. 不同治疗方法对妊娠的影响

在妊娠前曾经行宫颈癌前病变激光、LEEP 或冷刀锥切等治疗是否会增加早产及其相关并发症的发生呢？新西兰对此及其相关疾病进行了研究，652 例行激光锥切、激光汽化及 LEEP 治疗，对照组共 426 例，结果显示总早产率为 13.8%，37 周前胎膜早破（premature rupture of membranes，PROM）的发生率为 6.2%，自然早产率为 3.8%。具体不同治疗方法引起 PROM 的绝对危险度见表 5。

表 5　不同治疗方法引起 PROM 的绝对危险度

治疗方法	aRR	95% CI
激光锥切	2.7	1.3 ~ 5.6
LEEP	1.9	1.0 ~ 3.8
激光汽化	1.1	0.5 ~ 2.4

胎膜早破或早产率随着锥切高度增加而显著增加：锥切高度 ≥1.7 cm 发生 PROM/早产危险增加 3 倍，与正常未行治疗的女性相比：$aRR = 3.6$，95% CI：1.8 ~ 7.5，提示 LEEP 或激光锥切治疗显著增加了 PROM 的危险性。LEEP 术后早产发生与切除宫颈深度密切相关。丹麦 Noehr 等就两者关系进行了研究，52 678 例单胎妊娠，其中 19 046 例早产，8180 例有 LEEP 手术史，273 例曾接受 2 次或 3 次 LEEP 治疗。结果发现：随着锥切深度的增加，

早产风险相应增加，估计每增加锥切深度 1 mm，早产的风险增加约 6%（$OR = 1.06$，95% CI：$1.03 \sim 1.09$）。行 2 次或 2 次以上 LEEP 的孕妇早产风险增加近 4 倍（$OR = 3.78$，95% CI：$2.58 \sim 5.53$），与行 1 次 LEEP 的孕妇相比，早产风险增加了 1 倍（$OR = 1.88$，95% CI：$1.27 \sim 2.78$），未发现 CIN 的严重程度或 LEEP 术后时间等因素与早产风险有关。因此，要提高对 LEEP 锥切的深度与早产风险之间存在关联的认识，建议应避免 LEEP 切除过深，对于大多数年轻 CIN 患者，若宫颈 TZ 清晰可见，锥切宫颈组织的深度应尽可能不超过 1 cm。Noehr 等的另一项研究也显示，冷刀锥切、LEEP 术后增加了胎膜早破、早产、低体重儿的风险。

2016 年 12 月《美国妇产科杂志》发表了挪威的一篇以人群为基础的大样本队列研究，探讨了宫颈癌前病变或早期浸润癌的不同治疗方法对妊娠有哪些不良影响或结局。1998—2014 年共纳入 943 321 例妊娠女性，其中 545 243 例为单胎妊娠，9554 例女性在分娩前曾经接受过宫颈病变的治疗。结果发现：早产与曾经的宫颈治疗显著相关（9.7% *vs.* 5.3%；$HR = 1.8$，95% CI：$1.7 \sim 2.0$）。这种强烈的相关性尤其体现在冷刀锥切（13% *vs.* 5.3%，$HR = 2.6$，95% CI：$1.3 \sim 5.3$）和激光锥切（12% *vs.* 5.3%，$HR = 2.3$，95% CI：$2.0 \sim 2.5$）者中，随着切除组织越多，早产的孕周越小，但与手术进行的时间相关性不大，也增加了自然流产的风险（0.5% *vs.* 0.2%，$HR = 2.5$，95% CI：$1.7 \sim 3.7$），特别是激光锥切者（0.6% *vs.* 0.2%，*HR* = 3.0，95% *CI*：1.8 ~ 5.3）及 LEEP 者（0.4% *vs.* 0.2%，*HR* = 2.3，95% *CI*：1.3 ~ 4.0）。因此，对于因宫颈病变需要进行切除的女性要充分告知，手术切除可能会增加以后早产和流产的风险，锥切切除的组织越大，发生的风险越高。

2016 年在 *BMJ* 发表的一篇由英国、比利时、希腊等国家 6 个中心进行的前瞻性多中心的系统回顾与荟萃分析，全面评价了 CIN 不同的治疗方法，锥切切除的深度对产科预后、不良妊娠结局的影响。产科结局包括早产、胎膜早破、羊膜炎、分娩方式、产程时间、催产素的使用、出血、麻醉镇痛、宫颈功能不全、宫颈环扎及宫颈管狭窄。新生儿预后包括低体重儿、进入新生儿重症监护室、死产、APGAR 评分、围产儿死亡率等。71 项研究的参与者为 6 338 982 例，其中 65 082 例有治疗史，6 292 563 例没有治疗史。结果显示有治疗史者比总体人群的早产风险显著增加（表6）。不良的产科预后与组织切除技术或组织消融技术密切相关（表7）。

表6　有无宫颈治疗史的女性在不同孕周发生早产的风险

孕周	有治疗史发生早产的风险	无治疗史发生早产的风险	*RR*	95% *CI*
<37 周	10.7%	5.4%	1.78	1.60 ~ 1.98
<32 ~ 34 周	3.5%	1.4%	2.4	1.92 ~ 2.99
<28 ~ 30 周	1.0%	0.3%	2.54	1.77 ~ 3.63

表 7　不同治疗方法在孕 37 周前发生早产的风险

治疗方法	*RR*	95% *CI*
冷刀锥切	2.70	2.14 ~ 3.40
激光锥切	2.11	1.26 ~ 3.54
其他切除方法	2.02	1.60 ~ 2.55
LEEP	1.56	1.36 ~ 1.79
物理消融	1.46	1.27 ~ 1.66

与没有治疗史的女性相比，行不止 1 次治疗的女性发生早产的风险为 13.2%，显著高于没有治疗史的女性（4.1%，$RR = 3.78$，95% CI：2.65 ~ 5.39），并且随着切除深度的增加，风险也会提高（表 8）。无手术史的女性发生早产的风险为 3.4%，患有 CIN 的女性在治疗前已怀孕者发生早产的风险为 5.9%，显著高于普通人群（5.6%，$RR = 1.24$，95% CI：1.14 ~ 1.35）。在有治疗史的女性中自然早产、胎膜早破、羊膜炎、低体重出生儿、新生儿进入 ICU 及围产儿死亡率均明显升高（表 8）。

表 8　LEEP 切除宫颈组织的深度与无手术史的女性发生早产的风险对比

切除的深度	早产风险	*RR*	95% *CI*
≤10 ~ 12 mm	7.1%	1.54	1.09 ~ 2.18
≥10 ~ 12 mm	9.8%	1.93	1.62 ~ 2.31
≥15 ~ 17 mm	10.1%	2.77	1.95 ~ 3.93
≥20 mm	10.2%	4.91	2.06 ~ 11.68

44. 妊娠合并 HPV 感染或宫颈病变（CIN）的女性分娩方式的选择

患有 HPV 感染或宫颈病变的女性在足月妊娠后分娩方式选择经阴道分娩还是剖宫产，目前尚有争论。日本大阪大学医学部附属医院对 43 例妊娠合并 CIN（孕早期发现 CIN）的患者进行随访，分别于孕中、孕晚期行 TCT 及阴道镜检查，如果发现病变升级，则行宫颈活检；对 CIN 病变持续存在者，分娩后 3 个月行细胞学检查和阴道镜活检。其结果提示经阴道分娩有利于 CIN 的逆转（病变逆转指细胞学检查结果在孕期或产后转为正常，分娩后组织检查结果为正常或 CIN 病变的级别下降）（表 9）。

表 9 分娩方式对产前持续存在 CIN 的影响

组别	逆转病例占比	无变化或进展病例占比
经阴道分娩	24（69%）[a]	11（31%）
剖宫产	2（25%）	6（75%）[b]

注：[a] 阴道分娩组 CIN，病变逆转率显著高于剖宫产组（$P = 0.042$）；[b] 统计学上有显著差异（$P = 0.042$）。

45. 经阴道分娩 HPV 是否会以垂直传播的方式传染给新生儿？

这个问题也是临床医生和患者所担心的，目前观点不一。Medeiros 等对 HPV 阳性孕妇垂直传播的危险性进行了全面系统的荟萃分析，结果显示：在 2111 名孕妇和 2113 名新生儿中，HPV

阳性孕妇增加了垂直传播的风险（$RR = 4.8$，95% CI：$2.2 \sim 10.4$），经阴道分娩与剖宫产相比增加了新生儿感染 HPV 的风险（$RR = 1.8$，95% CI：$1.3 \sim 2.4$），表明新生儿经阴道分娩有更高的暴露于 HPV 中的风险。Cason 等的研究也显示，在新生儿、婴儿，以及儿童的口腔拭子检查中发现高危型 HPV，提示性传播并不是唯一的途径，HPV 还可以通过水平或垂直传播。为了进一步证实 HPV 是否存在母婴垂直传播，有学者对新生儿口腔黏膜 HPV 基因分型与母亲宫颈 HPV 基因分型的相关性进行研究。针对 329 名 HPV 感染孕妇的新生儿、脐带血、胎盘采用分子生物学巢式 PCR 进行病毒基因分型的检测、血清 HPV 抗体检测，结果发现：①新生儿口腔黏膜中的 HPV-DNA 阳性者为 17.9%，母亲宫颈阳性者占 16.4%，分娩后母 - 婴配对具有相同的 HPV 分型，但这种一致性在产后 2 个月消失。②新生儿口腔携带的 HPV 与胎盘 HPV 具有显著相关性（$OR = 14.0$，95% CI：$3.7 \sim 52.2$），这种显著相关性也表现在脐带血与口腔黏膜中（$OR = 4.7$，95% CI：$1.4 \sim 15.9$），但在新生儿出生后 1 个月这种相关性就消失了。③在婴儿血中 HPV 抗体与母亲具有同源性（$OR = 68$，95% CI：$20.1 \sim 230.9$）。因此，这种母 - 婴间 HPV 基因分型的密切相关性表明了 HPV 可在母 - 婴间通过脐带血或胎盘垂直传播。既然 HPV 可以垂直传播给宫内的胎儿，那么其是否会增加自然流产或早产的风险？2016 年丹麦研究者发表的一项系统回顾分析探讨了 HPV 感染与妊娠结局的关联。数据显示，正常足月妊娠中宫颈 HPV 感染率为 17.5%

（95% *CI*：17.3%～17.7%），胎盘组织、羊水和脐带血感染率分别为 8.3%（95% *CI*：7.6%～9.1%）、5.7%（95% *CI*：5.1%～6.3%）和 10.9%（95% *CI*：10.1%～11.7%）。与足月妊娠相比，自然流产和早产人群中宫颈及胎盘的 HPV 感染率显著升高——自然流产者宫颈和胎盘感染率分别为 24.5% 和 24.9%，早产者分别为 47% 和 50%（宫颈感染率比较 *P* < 0.05 和 *P* < 0.0001，胎盘感染率差异亦具统计学意义）。此外，研究发现 HPV 感染存在明显的人口学特征和地域分布差异。

46. 男性 HPV 感染与不孕、助孕技术应用的妊娠结局之间的关系

既然 HPV 感染主要是通过性生活传播的，那么它是否会影响女性的受孕，精子是否会成为病毒的载体以传递 HPV 并对生育能力产生影响？最近的研究证据表明，HPV 感染可以影响女性的生育能力、辅助生殖技术的成功率。在男性中，HPV 感染会影响精子的质量，特别是精子的运动能力。HPV 感染的精子可以将病毒 DNA 传递给卵母细胞，并有可能在以后形成的囊胚中表达。HPV 能促进滋养细胞的凋亡，减少滋养细胞内膜植入的数量，从理论上来说增加了流产的风险。妊娠期间 HPV 的垂直传播会导致胎膜早破、自发早产等不良妊娠结局。女性因不孕行宫腔内人工授精（intrauterine insemi-nation，IUI），HPV 感染会降低妊娠的成功率。HPV 感染对体外受精（in vitro fertilization，IVF）预后的不良影响

尚缺乏大量的流行病学资料。HPV 主要感染精子的头部，其影响生育结局的机制目前尚不清楚。对 HPV 感染精子的作用机制及在卵母细胞、囊胚中传播机制的研究有助于我们更好地解释一些不明原因的不孕和流产。2016 年一篇发表在 *Fertility and Sterility* 的关于精子有无 HPV 感染的不孕夫妇行辅助生殖技术（assisted reproductive technology，ART）的生殖预后文章，研究中对所有男性精子均采用荧光原位杂交（fluorescence in situ hybridization，FISH）技术检测 HPV，根据不孕的不同情况选择 IUI 或卵细胞浆内单精子注射（intra cytoplasmic sperm injection，ICSI）。观察了 226 对不孕夫妇，结果显示 45 例男性（23.9%）发现精子、脱落细胞或者两者均有 HPV 感染。在 98 例没有 HPV 感染组中 68 例进行了 IUI 或 ICSI，33 例有 HPV 感染的夫妇中 21 例进行了 IUI 或 ICSI，两组的累计妊娠率分别是 38.4% 和 14.2%，在随诊过程中发现 HPV 感染组有较高的流产率，两组流产率分别为 62.5% 和 16.7%。研究提示男性精子感染 HPV 降低了夫妇自然妊娠或人工助孕的成功率，提高了流产率。因此，对于不明原因的反复不孕或流产的夫妇，以及准备行人工助孕的夫妇，双方均应常规进行 HPV 检测。

47. 准备行 IVF 的女性若发现细胞学异常或 HPV 阳性，在进行胚胎移植时应全面考虑

在行 IVF 胚胎移植时要经过阴道 – 宫颈这一路径，如果宫颈有 HPV 感染是否会影响胚胎移植的成功率，这个问题一直困扰着

临床医生和患者。意大利母婴健康研究机构进行了一项研究，在女性取卵之日收集阴道-宫颈冲洗液检测 HPV，以及影响胚胎着床的细胞因子［粒细胞-巨噬细胞集落刺激因子（granulocyte-macrophage colony-stimulating factor，GM-CSF）和粒细胞集落刺激因子（granulocyte-colony stimulating factor，G-CSF）］。在 82 例患者中发现 12 例（14.6%）为 HPV 阳性。有趣的是，宫颈-阴道液 HPV 阳性女性行 IVF 的活产率是 HPV 阴性女性活产率的 1/2。29 例患者中宫颈-阴道液 HPV 有 6 例阳性和 21 例阴性，同时检测了 GM-CSF 和 G-CSF，发现宫颈-阴道液 HPV 阳性组中的 GM-CSF 显著低于 HPV 阴性组，而 GM-CSF 在妊娠过程中具有非常重要的作用，宫颈-阴道液 HPV 阳性组中 GM-CSF 的减少可能与 HPV 阳性组活产率降低有关。但在 2013 年北京大学第三医院生殖医学中心进行的一项回顾性临床研究显示，3880 例准备行 IVF 的女性中有 157 例（4.0%）TCT 异常，149 例进行了 HPV 试验检测（HC2），112 例进行了新鲜胚胎移植。结果发现 HPV 阳性并没有影响 ART 的成功率，提示在行 IVF 之前治疗 HPV 感染的时间过长可能会影响 IVF 的时间进程，特别是一些高龄女性，因为随着年龄的增长，卵巢功能在下降，会大大地影响 IVF 的成功率。由此可见，HPV 感染的女性在排除宫颈高度病变的情况下可以根据年龄等全面考虑，平衡治疗 HPV 感染与行 IVF 的利弊，同时还建议男方进行常规的 HPV 检测。

【病例分享】

病例1：张某，女，39 岁，G0P0，因结婚 5 年未妊娠，准备行 IVF，结果在胚胎移植前查体发现 HPV 33 阳性、TCT 阴性而就诊，咨询能否进行胚胎移植。

病例2：于某，女，42 岁，G2P1，备孕二胎（IVF），查体发现 HPV 52 阳性、TCT 提示 ASCUS，同样咨询是否能进行 IVF。

病例点评：两例患者均为高龄、HPV 感染且纠结下一步该如何选择。对于这两例患者均建议进行阴道镜检查，根据阴道镜检查及病理结果来决定下一步的处理方案。病例 1 中患者阴道镜及病理检查结果未见异常，因此建议尽快做 IVF，最后患者已成功受孕。病例 2 中患者病理活检为 CIN3，已进行了锥切术，并暂时放弃了生二胎的计划。类似的病例在临床中时有发生，阴道镜活检是最好的评价方法，低级别病变者如果着急就可以积极助孕，高级别病变者建议先治疗宫颈病变。最近的研究还显示，男性 HPV 阳性对生殖预后有不良影响，因此也建议男方进行精子 HPV 检测，如果为阳性，告知可能对 ART 产生的不良影响，必要时以随诊及进一步治疗，待 HPV 阴性再行 ART。

48. 妊娠期间发现宫颈癌的处理方案

妊娠期宫颈癌是女性在妊娠期间最常见的恶性肿瘤，也是医生和患者感到最为窘迫的医学状况，因为这毕竟要面临生与死的选择。妊娠期间发现宫颈癌最重要的是评价分期，根据不同的分期来决定下一步的处理方案，发现浸润性宫颈癌应根据孕周的大小、宫颈癌的期别决定不同的处理方案（表10）。

表 10　WHO 关于妊娠合并宫颈癌的诊疗指南

妊娠时间	诊疗方法		
	ⅠA1 期和ⅠA2 期	ⅠB 期和ⅡA 期	ⅡB 期和Ⅲ期
<12 周	子宫全切术同非妊娠期	根治性子宫切除术，或后装放疗后 2 周之内清空宫内组织，行盆腔外照射	行后装放疗，自发流产并已清空宫内妊娠组织后行盆腔外照射
12～24 周	子宫全切术同非妊娠期	根治性子宫切除，或后装放疗后 2 周之内剖宫取出死胎，行盆腔外照射	后装放疗后 2 周之内剖宫取出死胎，行盆腔外照射
24～32 周	待 32 周：取羊水及类固醇检查胎儿成熟性，处理同 >32 周	待 32 周：取羊水及类固醇检查胎儿成熟性，处理同 >32 周	待 32 周：羊水及类固醇检查胎儿成熟性，处理同 >32 周
>32 周	剖宫产术 + 子宫全切术	剖宫产术 + 根治性子宫切除术或剖宫产术，待子宫恢复后行全量照射	剖宫产术，待子宫恢复后行全量照射

　　但有些情况非常棘手，有些患者无论如何也想生下这个孩子。新辅助化疗对于妊娠期宫颈癌的治疗是创新性的探索，也为这些患者带来了生育的希望。意大利学者报道了 4 例妊娠期患有浸润性宫颈癌的女性采用铂类和紫杉醇化疗，所有患者对化疗反应敏感，3 例化疗后在足月时行剖宫产的同时行根治性子宫全切术，没有并发症的发生，随访至今仍然生存，无疾病复发；1 例死于术后 2 年的疾病复发。从首次治疗随访至今（最长随访时间为 63 个月）所有婴儿均健康存活。因此，对于妊娠期间宫颈癌的治疗

尚无标准的治疗方案，新辅助化疗对医生和患者来说是可以尝试的有效治疗方法，但无论怎样这都是医生与患者需要共同面对的新挑战，具有一定的风险。对于在妊娠期间发现早期宫颈癌的女性是否实施既保留生育功能又保留孩子的手术，一篇文献回顾了21 例早期宫颈癌患者（4 例 I A2 期，16 例 I B1 期，1 例 I B2 期）在妊娠期间进行了保留生育功能的宫颈癌根治术，其中 10 例经阴道、11 例经腹部，均指出该手术是妊娠期早期宫颈癌患者的最佳选择，它可以让这些女性保留生育功能，拥有自己的孩子，实现做母亲的愿望。

49. 早期宫颈癌保留生育功能手术的定义及手术切除范围

宫颈癌是生育年龄女性常见的恶性肿瘤，随着近年来筛查的普及，晚期宫颈癌的发生率相对减少，但早期宫颈癌的发生率却相对增加，特别是一些年轻女性。对于早期宫颈癌，传统的治疗方法是根治性子宫全切术或放疗，这两种方法均会使患者永久地丧失生育能力。但对于没有生育或希望保留生育功能的早期宫颈癌患者，治疗方法的选择确实是一个挑战。还有一种极端情况，就是妊娠期间才发现患有早期宫颈癌，这是一种非常窘迫的状况，因为无论是医生还是患者均需要在生和死之间做出抉择，要充分考虑母亲 – 肿瘤 – 胎儿 – 健康的相互关系，这是一个需要探索的全球性的难题。从法国著名妇产科医生 Daniel Dargent 于 1994 年开始第一例手术至今，相继有很多相关的文献报道，不乏成功的病例。早期宫颈癌保留生育功能的手术限定在微小浸润癌（ⅠA1期、ⅠA2期）、宫颈浸润癌ⅠB期且肿块直径 <2 cm。ⅠA1 期宫颈癌通过宫颈锥切可以有效地保留患者的生育功能；ⅠA2 期及ⅠB1 期且肿块直径 <2 cm 的女性若保留生育功能需进行根治性宫颈切除术（radical trachelectomy，RT）。RT 要求切除宫颈、宫颈旁及阴道上端 2 cm，保留子宫及附件，且保留生育功能。对于肿块直径超过 2 cm，以及较高级别组织学病变类型的女性则不建议实施该手术。

50. 早期宫颈癌保留生育功能的不同手术方式对预后的影响尚缺乏大样本的循证医学证据

早期宫颈癌保留生育功能的手术是由法国妇产科医生 Daniel Dargent 率先提出的，被临床医生及患者所接受，并不断地将新技术融合进去，以期更加完善。我们尤为关注接受此类改良术式患者的肿瘤复发风险及后续妊娠产科结局。

日本于 2005 年就对年轻的希望保留生育功能的早期宫颈癌患者实施经腹保留生育功能的 RT。151 例实施 RT 患者（89 例行 RT，48 例行改良 RT，14 例行单纯 RT，平均年龄 33 岁）的平均术后随诊时间为 61 个月，其中 1 例局部复发，没有死亡病例；61 例患者术后备孕；15 例患者妊娠 21 次，妊娠率为 25%，获得了 15 个婴儿，均为剖宫产，孕周在 23～37 周，其中 6 例因胎膜早破而早产。2016 年 *Fertility and Sterility* 杂志报道了一篇文献综述，在对宫颈癌ⅠB 期的女性实施开腹、阴道或腹腔镜等不同术式的保留生育功能手术后，对女性的生育结果和妊娠预后进行了分析与研究，共有 2777 例女性参与，944 例女性随后妊娠，总妊娠率、活产率、早产率分别为 55%、70% 和 38%，提示经阴道或采用腹腔镜微创性 RT 的女性妊娠率较高。也有人将最新的机器人技术引入到早期宫颈癌保留生育功能的手术中，瑞典总结了 2007 年 12 月—2015 年 4 月多个中心由机器人实施的因早期宫颈癌保留生育功能手术的女性围手术期及术后随诊、妊娠等情况。56 例患者（3 例ⅠA1 期，14 例ⅠA2 期，39 例ⅠB1 期）的平均年龄为 29 岁（23～41 岁），平均随访时间为 24 个月（1～89 个月）。7 例患者由于淋巴结阳性或切缘不净改为根治性子宫全切术或放化疗，有 2 例发生了远处转移。49 例完成保留生育功能的 RT 患者中有 2 例出现局部复发。在 21 例生育随访组中，17 例怀孕［16 例自然妊娠，1 例 IVF；16 例（94%）在妊娠晚期分娩，12 例（71%）孕周≥36 周］，1 例（6%）在孕中期流产。因此，将机器人技术作为早期宫颈癌保留生育功能的 RT 是安全可行的，具有较高的妊娠率、较低的早产率和可接受的肿瘤复发率。

2017 年 *Oncotarget* 杂志报道了一项中国多中心观察性荟萃分析，旨在评估早期宫颈癌患者接受保留生育功能手术（包括宫颈锥切术和 RT，伴或不伴淋巴结清扫术）后的妊娠结局及预后。研究共纳入 60 项、2854 例患者，其中 17 项研究构成宫颈锥切术治疗组（375 例，实施宫颈锥切术 ± 淋巴结清扫术），43 项研究构成 RT 治疗组（2479 例，实施根治性宫颈切除术 ± 淋巴结清扫术）。宫颈锥切术治疗组中，ⅠA1 期患者 176 例（46.9%）、ⅠB1 期 167 例（44.5%）；RT 治疗组中，ⅠA1 期 143 例（5.8%）、ⅠA2 期 299 例（12.1%）、ⅠB1 期 1987 例（80.2%）。宫颈锥切术治疗组中 92.5%（347 例）患者接受宫颈锥切术，其复发率为 0.4%（95% CI：0~1.4%）、死亡率为 0，妊娠率、自然流产率和早产率分别为 36.1%（95% CI：26.4%~46.2%）、14.8%（95% CI：9.3%~21.2%）、6.8%（95% CI：1.5%~15.5%）；RT 治疗组中 91.7%（2273 例）患者接受 RT，复发率为 2.3%（95% CI：1.3%~3.4%）、死亡率为 0.7%（95% CI：0.3%~1.1%），妊娠率、自然流产率和早产率分别为 20.5%（95% CI：16.8%~24.5%）、24.0%（95% CI：18.8%~29.6%）、26.6%（95% CI：19.6%~34.2%）。亚组分析显示，ⅠA 期患者中两种治疗方法的复发率分别为 0.4%（95% CI：0~1.9%）和 0.7%（95% CI：0.0%~2.3%），ⅠB 期患者中分别为 0.6%（95% CI：0~2.7%）和 2.3%（95% CI：0.9%~4.1%）。研究表明，早期宫颈癌患者实施保留生育功能手术（宫颈锥切术或 RT）具有可行性，但需通过严谨的临床分期和个体化患者筛选，以实现生育功能保留与正常妊娠结局。宫颈锥切术后患者的妊娠率、自然流产率和早产率等妊娠结局指标优于接受 RT 者，但两种术式的复发率和死亡率无显著差异。

综上所述，尽管不同的手术术式展现了不同的结果，但如何更好地降低妊娠期间早产的发生率、并发症的发生率，以及避免肿瘤的复发是该术式未来研究的发展方向。

51. 实施早期宫颈癌保留生育功能的医患沟通

对于渴望保留生育功能的早期宫颈癌女性患者，术前需进行充分医患沟通，重点围绕疾病风险、手术并发症及妊娠结局展开。需明确告知传统根治性子宫全切术（含放疗）虽可实现ⅠA2期95%、ⅠB1期90%的5年生存率，但会永久性丧失生育能力，而新兴的保留生育功能手术为有生育需求的年轻患者提供了替代方案，但其效果需结合最新研究证据客观评估。

（1）2016年 *Obstetrics and Gynecology Science* 报道的韩国研究显示，12例接受腹腔镜根治性宫颈切除术联合盆腔淋巴结清扫的ⅠA2~ⅠB1期患者中，7例（58.3%）为鳞癌，平均肿瘤直径1.87 cm，最大4.6 cm。术后33.3%的患者尝试妊娠，其中2例自然受孕分娩健康婴儿，2例通过辅助生殖技术（IVF-ET）妊娠，但因胎膜早破分别于27.3周和33.3周行剖宫产。术后平均随访4.4年（1~8年），无一例复发或死亡，提示该术式对特定患者具有可行性。

（2）一项发表于 *Fertility and Sterility* 的系统综述纳入2777例接受保留生育功能手术的IB期患者，其中944例成功妊娠。研究对比了

5 种术式［单纯宫颈切除/锥切、阴式根治性宫颈切除（Dargent 手术）、开腹根治性宫颈切除、微创根治性宫颈切除及新辅助化疗后手术］的结局：总体妊娠率、活产率及早产率分别为 55%、70% 和 38%。阴式或腹腔镜手术的妊娠率显著高于开腹手术，但活产率相近；单纯宫颈切除/锥切与新辅助化疗后手术的早产风险更低，且孕中期流产和早产多与胎膜早破相关。具体细节见表 11。

（3）2015 年 *Gynecologic Oncology* 的多中心研究指出，肿瘤直径≥2 cm 的ⅠB1 期患者接受经阴道根治性宫颈切除术（vaginal radical trachelectomy，VRT）的复发率较高，故不推荐使用。而开腹根治性宫颈切除术（abdominal radical trachelectomy，ART）或腹腔镜下根治性宫颈切除术（laparoscopic radical trachelectomy，LRT）的安全性尚未明确。2022 年系统综述进一步分析 5862 例患者数据，发现ⅠB1 期患者中，腹腔镜–阴道入路单纯宫颈切除/锥切的复发率为 4.1%，根治性宫颈切除术为 4.7%；开腹或腹腔镜入路单纯宫颈切除/锥切复发率为 2.4%，根治性宫颈切除术为 5.2%。ⅠB2 期患者新辅助化疗后复发率达 13.2%，显著高于开腹根治性宫颈切除术的 4.8%（$P = 0.0035$）。值得注意的是，开腹根治性宫颈切除术的妊娠率最低（36%），而新辅助化疗后手术的妊娠率可达 30.7%。

（4）全球数据显示，ART、VRT 及 LRT（肿瘤 > 2 cm）的复发率分别为 3.8%、4.2% 和 6%，新辅助化疗后手术的复发率为 7.6%，而 VRT（肿瘤 > 2 cm）的复发率高达 17%。因此，对于肿瘤直径≥2 cm 的早期宫颈癌患者，选择保留生育功能手术需严格评估预后风险，权衡生育需求与肿瘤安全性。

综上所述，沟通中需强调，保留生育功能手术的选择需综合肿瘤分期、术式优缺点及患者生育意愿，充分告知妊娠相关风险（如早产、胎膜早破）和长期随访的必要性，帮助患者制定个体化治疗策略。

表 11　不同手术方案后生育结局的细节

参数	单纯宫颈切除/锥切（例）	Dargent手术（例）	开腹根治性宫颈切除（例）	微创根治性宫颈切除（例）	新辅助化疗（例）	总计（例）
患者数	212	1355	735	314	161	2777
排除患者数	12	150	92	22	13	289
复发数	4	52	28	15	7	106
不育患者数	4	90	93	23	19	229
妊娠次数	103	499	175	74	93	944
孕早期流产	9	67	18	15	12	121
孕中期流产	5	34	8	2	5	54
不确定早期或中期的流产	0	0	11	0	0	11
终止妊娠/引产	2	21	1	0	0	24
异位妊娠	1	6	0	0	1	8
继续妊娠	14	18	17	7	4	60
早产 22～28 周	1	11	8	6	2	28
早产 29～33 周	3	25	15	5	5	53
早产 34～36 周	0	24	26	12	2	64
早产 不确定孕周	4	60	10	2	2	78

（续表）

参数	单纯宫颈切除/锥切（例）	Dargent手术（例）	开腹根治性宫颈切除（例）	微创根治性宫颈切除（例）	新辅助化疗（例）	总计（例）
妊娠率（例/总例）	22/39（56%）	241/424（57%）	135/310（44%）	57/87（65%）	60/78（77%）	515/938（55%）
活产率（例/总例）	51/69（74%）	308/460（67%）	120/310（68%）	50/64（78%）	71/93（76%）	600/861（70%）
早产率（例/总例）	8/51（15%）	113/285（39%）	59/104（57%）	25/50（50%）	11/71（15%）	216/561（38%）

52. 宫颈原位腺癌的处理建议

临床中经常会遇到一些年轻的尚未生育或希望保留生育功能的女性因宫颈病变行锥切术，术后病理为宫颈原位腺癌。我们需要了解的是，宫颈原位腺癌（adenocarcinoma in situ of cervix，ACIS）与浸润性宫颈腺癌相同，主要由 HPV 感染引起，尤其是 HPV 16 或 HPV 18 亚型。组织病理学诊断为 ACIS 时，可显示宫颈内保留正常的腺体结构，但腺体内衬有不典型柱状上皮细胞，类似于浸润性宫颈腺癌，但无间质浸润。ACIS 最常见的组织学亚型是宫颈内病变，病变通常起源于移行带，并在宫颈管内向近端扩散；病灶也可能位于宫颈管上端，并累及宫颈裂隙的深部。ACIS 的病变模式多变，使得部分病例难以诊断出病变的全部范围。10% ~ 15% 的 ACIS 患者有多灶性病变（"跳跃性"病变），即各病灶之间有至少 2 mm 的正常黏膜。因此，病变切除手术后即便切缘阴性也有潜在残留、复发或腺癌的风险。对于 ACIS 处理的指南，ASCCP、美国国家综合癌症网络（National Comprehensive Cancer Network，NCCN）与 ACOG 是一致的，有以下几种情况供参考。

（1）对于无保留生育功能需求的患者，基于 ACIS 病理的复杂性，推荐对这类 ACIS 患者采用子宫切除术。子宫切除术能够清除可能进展为浸润性疾病的残留病灶，还能降低 ACIS 复发的风险，以及漏诊共存或继发腺癌的风险。

（2）对于锥切术后切缘或 ECC 阳性的 ACIS 患者，单纯行切除术具有 ACIS 残留/复发或腺癌的高风险。一篇荟萃分析纳入了评估 ACIS 患者切缘状态预测价值的观察性研究，发现当初始切缘为阳性时，ACIS 的残留率和复发率分别为 52.8% 和 19.4%；根据接受子宫切除术或重复锥切术的患者数据，并发或继发浸润性腺癌的概率为 5.2%。

（3）对于切缘和 ECC 阴性的 ACIS 患者，指南也推荐行子宫切除术，原因是尚未证明替代方法（监测）可有效预防病灶进展为浸润性疾病。鉴于 ACIS 的病灶分布模式（多灶性、位于宫颈管上端、宫颈裂隙内），锥切活检样本为切缘阴性或 ECC 阴性并不能确保病灶已被完全切除，这也极大地限制了通过宫颈细胞学检查、阴道镜检查、活检和宫颈内取样监测残留、复发或腺癌的效能。因此，当腺癌被诊断时可能已经处于晚期，导致生存率低于锥切术后尽快行子宫切除术的患者。在上述荟萃分析中，当初始切缘为阴性时，ACIS 的残留率和复发率分别为 20.3% 和 2.6%，并发或继发浸润性腺癌的概率为 0.07%。

（4）对于希望保留生育功能的患者，处理方式有以下 3 种。

1）若 ACIS 患者的切缘或 ECC 为阳性，在首次宫颈锥切术后约 6 周，待创口充分愈合、宫颈炎症消退后，再次实施诊断性切除术。如果重复切缘或 ECC 仍为阳性，推荐行子宫切除术以降低残留或疾病复发，包括并发或继发浸润性腺癌的风险。第 3 次切除术有时在技术上是可行的，但重复手术会增加手术并发症及之后妊娠早产的风险。

2）对于首次或重复切缘和 ECC 均为阴性的患者，如上所述，由于切缘阴性并不能排除 ACIS 残留/复发或合并/继发浸润性腺癌的风险，若患者愿意承担后期诊断为宫颈腺癌的略高风险，则可以选择监测随诊。但应告知希望保留生育功能的患者，宫颈切除术可能导致之后的妊娠出现一系列不良生育结局。普遍认为，对于接受 ACIS 保守治疗的患者，其生育能力和妊娠结局与接受切除术治疗的 CIN 患者相似。针对 ACIS 患者的生育结局尚未进行充分研究，但现有的大型研究之一（ACIS 患者，$n = 101$）显示，在 52 个月中（平均随访时间）35 例患者共妊娠 49 次，其中有 35 次足月产（76%），2 次继发于足月前胎膜早破的早产，

8 次早期妊娠时自发性流产，3 次选择终止妊娠，以及 1 次异位妊娠。

3）美国密歇根州立大学医学院针对接受 ACIS 保守治疗女性的妊娠结局展开研究。该团队对 1991 年 1 月 1 日至 2019 年 12 月 31 日期间在某高等医疗机构确诊的 ACIS 病例进行回顾性分析，系统收集了患者人口学特征、ACIS 病理特征及生育结局数据，并通过双变量分析比较了诊断后接受子宫切除术与保守治疗两组人群的基线差异。研究纳入的 87 例 ACIS 患者中，38 例（44%）于确诊后 6 个月内实施子宫切除术，49 例（56%）选择保守治疗。在保守治疗组中，共观察到 15 次妊娠事件，其中 14 次实现活产（活产率 29%），7 次发生早产，其中 2 次存在明确医学指征。值得注意的是，19 例接受切除手术（切缘及 ECC 均阴性）的患者中，6 例（32%）仍存在残余病灶；而切缘阳性或 ECC 阳性组中，9 例（47%）出现残留病变。统计学分析显示，保守治疗组患者中位年龄显著低于对照组（31.6 岁 *vs.* 38.5 岁，$P < 0.001$），且均为未生育状态。

研究指出，尽管切缘及 ECC 阴性患者的残余病灶发生率（32%）和保守治疗组的早产率（36%）均高于既往文献及全国统计数据，但值得注意的是，仅 1 例早产发生在 34 孕周前。这一发现提示，在严格筛选病例（如年轻未育、病理切缘充分评估）的前提下，保守治疗可作为 ACIS 患者保留生育功能的可行选择。

该研究为临床制定个体化治疗方案提供了重要循证依据，特别对生育需求强烈的患者群体具有指导价值。

53. 将现代诊疗技术整合到早期宫颈癌的诊断中是降低肿瘤复发及减少产科并发症的重要手段

宫颈癌的诊断主要是通过临床查体进行分期，并根据不同的分期来选择相应的治疗方法。因此，分期的准确性、选择恰当的治疗方法对降低术后复发、改变预后具有重要的临床价值，特别是对要求保留生育功能的早期宫颈癌患者。那么如何将现有的数字影像诊断技术整合到我们目前所使用的分期方法中呢？国际妇产科联盟（International Federation of Gynecology and Obstetrics, FIGO）2009 年发布的临床分期方法可精准诊断早期宫颈癌，是宫颈癌的重要组成部分。现有研究证据表明，术前应用 CT、MRI 及 PET/CT 等多模态影像学评估可系统指导早期宫颈癌治疗决策。具体而言，影像学评估能够精准测定肿瘤体积、识别宫旁浸润范围、量化宫颈间质浸润深度，同时评估盆壁侵犯、远处脏器转移及淋巴结受累情况。这些信息不仅有助于制定个体化手术方案（如基于影像特征确定宫颈切除范围以最大程度保留正常组织），还可用于术后疗效监测及治疗反应评估。值得注意的是，不同影像技术具有互补优势：MRI 在评估原发灶大小及间质浸润深度方面具有高分辨率，CT 擅长检测宫外播散及转移性病灶，而 PET/

CT 则在识别肿瘤复发及淋巴结转移方面展现出独特敏感性。随着影像引导下微创手术技术的进步，我们预见影像组学分析与保育手术的深度融合，将为保留生育功能的早期宫颈癌患者实现更优的肿瘤控制与生殖预后。

参考文献

1. NOEHR B, JENSEN A, FREDERIKSEN K, et al. Depth of cervical cone removed by loop electrosurgical excision procedure and subsequent risk of spontaneous preterm delivery. Obstet Gynecol, 2009, 114(6): 1232 – 1238.

2. SJØBORG K D, VISTAD I, MYHR S S, et al. Pregnancy outcome after cervical cone excision: a case-control study. Acta Obstet Gynecol Scand, 2007, 86(4): 423 – 428.

3. NØHR B, TABOR A, FREDERIKSEN K, et al. Loop electrosurgical excision of the cervix and the subsequent risk of preterm delivery. Acta Obstet Gynecol Scand, 2007, 86(5): 596 – 603.

4. UEDA Y, ENOMOTO T, MIYATAKE T, et al. Postpartum outcome of cervical intraepithelial neoplasia in pregnant women determined by route of delivery. Reprod Sci, 2009, 16(11): 1034 – 1039.

5. MEDEIROS L R, ETHUR A B, HILGERT J B, et al. Vertical transmission of the human papillomavirus: a systematic quantitative review. Cad Saude Publica, 2005, 21 (4): 1006 – 1015.

6. CASON J, MANT C A. High-risk mucosal human papillomavirus infections during infancy & childhood. J Clin Virol, 2005, 32 Suppl 1: S52 – S58.

7. KOSKIMAA H M, WATERBOER T, PAWLITA M, et al. Human papillomavirus genotypes present in the oral mucosa of newborns and their concordance with maternal cervical human papillomavirus genotypes. J Pediatr, 2012, 160(5): 837 – 843.

8. SKOCZYŃSKI M, GOŹDZICKA-JÓZEFIAK A, KWAŚNIEWSKA A. Prevalence of human papillomavirus in spontaneously aborted products of conception. Acta Obstet Gynecol Scand, 2011, 90(12): 1402 – 1405.

9. COMAR M, MONASTA L, ZANOTTA N, et al. Human papillomavirus infection is associated with decreased levels of GM-CSF in cervico-vaginal fluid of infected women. J Clin Virol, 2013, 58(2): 479 – 481.

10. YANG R, WANG Y, QIAO J, et al. Does human papillomavirus infection do harm to in-vitro fertilization outcomes and subsequent pregnancy outcomes? Chin Med J (Engl), 2013, 126(4): 683 – 687.

11. PEREIRA N, KUCHARCZYK K M, ESTES J L, et al. Human papillomavirus infection, infertility, and assisted reproductive outcomes. J Pathog, 2015, 2015: 578423.

12. GAROLLA A, ENGL B, PIZZOL D, et al. Spontaneous fertility and in vitro fertilization outcome: new evidence of human papillomavirus sperm infection. Fertil Steril, 2016, 105(1): 65 – 72.

13. SCHILLACI R, CAPRA G, BELLAVIA C, et al. Detection of oncogenic human papillomavirus genotypes on spermatozoa from male partners of infertile couples. Fertil Steril, 2013, 100(5): 1236 – 1240.

14. KOSKIMAA H M, WATERBOER T, PAWLITA M, et al. Human papillomavirus genotypes present in the oral mucosa of newborns and their concordance with maternal cervical human papillomavirus genotypes. J Pediatr, 2012, 160(5): 837 – 843.

15. AMBÜHL L M, BAANDRUP U, DYBKAER K, et al. Human papillomavirus infection as a possible cause of spontaneous abortion and spontaneous preterm delivery. Infect Dis Obstet Gynecol, 2016, 2016: 3086036.

16. MORICE P, UZAN C, GOUY S, et al. Gynaecological cancers in pregnancy. Lancet, 2012, 379: 558 – 569.

17. BULL-PHELPS S L, GARNER E I, WALSH C S, et al. Fertility-sparing surgery in 101 women with adenocarcinoma in situ of the cervix. Gynecol Oncol, 2007, 107: 316.

18. OSTÖR A G, DUNCAN A, QUINN M, et al. Adenocarcinoma in situ of the

uterine cervix: an experience with 100 cases. Gynecol Oncol, 2000, 79: 207.

19. OKUGAWA K, KOBAYASHI H, SONODA K, et al. Oncologic and obstetric outcomes and complications during pregnancy after fertility-sparing abdominal trachelectomy for cervical cancer: a retrospective review. Int J Clin Oncol, 2017, 22(2): 340 - 346.

20. BENTIVEGNA E, MAULARD A, PAUTIER P, et al. Fertility results and pregnancy outcomes after conservative treatment of cervical cancer: a systematic review of the literature. Fertil Steril, 2016, 106(5): 1195 - 1211.

21. JOHANSEN G, LÖNNERFORS C, FALCONER H, et al. Reproductive and oncologic outcome following robot-assisted laparoscopic radical trachelectomy for early stage cervical cancer. Gynecol Oncol, 2016, 141(1): 160 - 165.

22. ZHANG Q, LI W, KANIS M J, et al. Oncologic and obstetrical outcomes with fertility-sparing treatment of cervical cancer: a systematicreview and meta-analysis. Oncotarget, 2017, 8(28): 46580 - 46592.

23. CĂPÎLNA M E, SZABO B, BECSI J, et al. Radical trachelectomy performed during pregnancy: a review of the literature. Int J Gynecol Cancer, 2016, 26(4): 758 - 762.

24. ILANCHERAN A, LOW J, NG J S. Gynaecological cancer in pregnancy. Best Pract Res Clin Obstet Gynaecol, 2012, 26(3): 371 - 377.

25. KYRGIOU M, ATHANASIOU A, PARASKEVAIDI M, et al. Adverse obstetric outcomes after local treatment for cervical preinvasive and early invasive disease according to cone depth: systematic review and meta-analysis. BMJ, 2016, 354: i3633.

26. PAREJA R, RENDÓN G J, VASQUEZ M, et al. Immediate radical trachelectomy versus neoadjuvant chemotherapy followed by conservative surgery for patients with stage IB1 cervical cancer with tumors 2 cm or larger: a literature review and analysis of oncological and obstetrical outcomes. Gynecol Oncol, 2015, 137(3): 574 - 580.

27. SALANI R, PURI I, BRISTOW R E. Adenocarcinoma in situ of the uterine cervix: a metaanalysis of 1278 patients evaluating the predictive value of conization margin status. Am J Obstet Gynecol, 2009, 200(2): 182. e1 - e5.

28. SARAH G BELL, KATIE PENG, EMILY K KOBERNIK, et al. Fertility and pregnancy outcomes after conservative management of adenocarcinoma in situ of the cervix. J Low Genit Tract Dis, 2021, 25(4): 270 – 275.

29. PERKINS R B, GUIDO R S, CASTLE P E, et al. 2019 ASCCP risk-based management consensus guidelines for abnormal cervical cancer screening tests and cancer precursors. J Low Genit Tract Dis, 2020, 24: 102 – 131.

30. American College of Obstetricians and Gynecologists. ACOG practice Bulletin No. 99: management of abnormal cervical cytology and histology. Obstet Gynecol, 2008, 112(6): 1419 – 1444.

患有 HPV 感染或宫颈病变的
女性避孕方法的选择

　　HPV 感染是目前已经明确的导致宫颈癌前病变、宫颈癌的主要病因之一，没有 HPV 感染就没有宫颈癌。HPV 感染主要是通过性传播，对于患有 HPV 感染或宫颈病变的女性来说如何避孕，以及曾经有过 HPV 感染或治疗过宫颈病变的女性如何避孕呢？为此，有些女性选择了绝对禁欲。

54. 避孕套是目前唯一可以提供的 MPT 产品

　　全球范围内，女性面临的性和生殖健康（sexual and reproductive health，SRH）的风险包括非意愿妊娠和性传播疾病（sexually transmitted disease，STD），其中也包括 HIV 感染。整合多种预防途径为一体的技术（multipurpose prevention technology，MPT）可防止 2 种及以上的 STD。男性和女性避孕套是目前唯一可以提供的 MPT 产品，当然，还有一些其他 MPT 产品正在研发。通过调查 HIV、单纯疱疹病毒 2 型（herpes simplex virus-2，HSV-2）、HPV 的流行情况，以及高龄女性避孕方法未满足需求比例证实，MPT 推广策略与管理模式的引入具有重要价值，尤其是从全球角度来监管和防治 STD 意义显著。

55. 长期使用口服避孕药的女性是 HPV 感染、宫颈病变的高危人群

首先来看一篇研究报道：2016 年 *Genet Mol Res* 杂志报道了南美洲（巴西）HPV 流行、HPV 不同分型的分布，以及发生 HPV 感染女性的危险因素，结果发现了 20 种 HPV 基因亚型（HPV 6、11、16、31、33、35、39、52、53、54、58、61、62、66、70、72、81、82、83、84），且多个性伴侣及长期使用口服避孕药是发生 HPV 感染的高危因素。那么为什么口服避孕药会增加 HPV 感染的机会？因为其在性生活时通常不使用避孕套，在没有屏障保护的情况下会有更多的机会暴露在 HPV 下，增加了 HPV 感染的机会。同时，口服避孕药中的孕激素成分也会起到免疫抑制作用，降低机体的免疫力和清除病毒的能力，使机体容易发生持续性 HPV 感染，导致宫颈癌前病变甚至宫颈癌的发生。所以，长期使用口服避孕药的女性是 HPV 感染、宫颈病变的高危人群，应定期进行 TCT 和 HPV 检查。

当前全球宫颈癌防控的核心主要集中在研究哪些因素会增加宫颈癌的发生。英国科学家对 26 个国家（发达国家和发展中国

家）16 573 名宫颈癌患者和 35 509 名非宫颈癌患者所做的 24 项临床相关研究结果进行了系统性评估，以确定在使用口服避孕药和宫颈癌之间是否有一定的联系。评估结果表明，与从不使用口服避孕药的女性相比，长期使用口服避孕药的女性，特别是服用 5 年以上者，其发生宫颈癌的风险增加了 2 倍。口服避孕药使用超过 5 年，但停药已经超过 10 年者，其发生宫颈癌的风险显著下降，并与从来没有使用口服避孕药者发生宫颈癌的风险相同。

56. 长期服用口服避孕药会增加宫颈癌的发生风险

长期使用口服避孕药的女性多处于育龄期且性生活相对比较活跃，同时性生活时又很少采用屏障避孕（如避孕套），这样就会使宫颈有更多的机会暴露在 HPV 下并发生 HPV 感染。如果长期免疫力低下，机体清除病毒的能力降低，病毒逃脱了机体细胞的免疫清除，则会导致 HPV 的转录与复制，发生持续性 HPV 感染，导致宫颈上皮细胞的不典型增生——癌前病变，甚至癌变（发生机制见图 6）。HPV 感染和发病的时间长短变化较大，可以从数周到数年不等。因此，长期使用口服避孕药的女性是宫颈病变发生的高危人群，应做好全面的评估和咨询，定期随诊细胞学检查或 HPV 检测。

近年研究通过分子生物学机制揭示了口服避孕药与宫颈癌发生的潜在关联。关键发现表明：*MDM2* 基因作为 p53 肿瘤抑制蛋

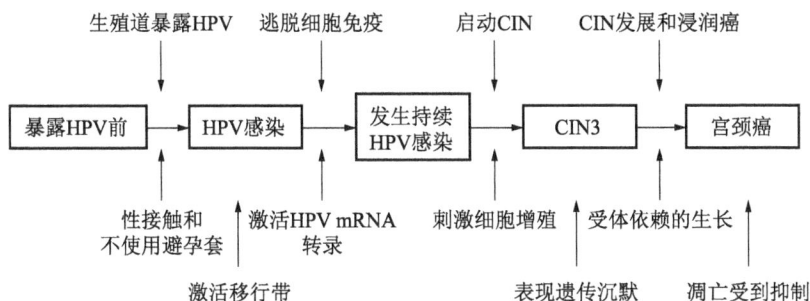

图6　宫颈管上皮内瘤变发生的自然史及影响其发生发展的简略示意

［图片引自：GOODHILL A，GREEN J，PETO J，et al. Cervical cancer and hormonal contraceptive：collaborative reanalysis of individual data for 16 573 women with cervical cancer and 35 509 women without cervical cancer from 24 epidemiological studies. Lancet，2007，370（9599）：1609 - 1621. ］

白的主要负调控因子，其基因多态性可通过破坏细胞周期调控网络，促进异常增殖。病例对照研究显示，在 HSIL 患者中，口服避孕药暴露与 *MDM2* 多态性的关联强度显著高于 LSIL 组及健康对照组，提示 *MDM2* 基因型可能作为 LSIL 向 HSIL 进展的分子预警标志。值得注意的是，研究证实口服避孕药本身并非 CIN 的独立危险因素，但其可通过三重协同作用机制加速疾病进程。

57. 使用长效避孕方法是否会增加高危型 HPV 感染，降低病毒清除的能力？

长期使用长效避孕方法的女性在性生活时也会增加在无屏障防护状况下的暴露，那么是否会增加 HPV 感染的机会呢？2014 年报道了一篇关于宫内节育器（intrauterine device，IUD）与 HPV 感染的相关性研究，其中 150 例女性放置带铜宫内节育器

（copper bearing IUD，Cu-IUD），152 例放置左炔诺孕酮宫内缓释节育系统（levonorgestrel-releasing intrauterine system，LNG-IUS）。在放置宫内节育器之前，已发现有 66 例感染高危型 HPV（Cu-IUD 组有 30 例，LNG-IUD 组有 36 例），两组分别平均随访了（364.1±26.3）天和（357.2±29.7）天。其中 Cu-IUD 组有 21 例（70%，95% *CI*：53.6%～86.4%）清除了病毒感染，LNG-IUD 组有 15 例（42%，95% *CI*：25.6%～57.8%）清除了病毒感染，两组相比差异显著（*P*=0.04）。Cu-IUD 组仅有 2 例（1.7%）为新的高危型 HPV 感染；LNG-IUD 组有 8 例（6.9%，*P*=0.056）。结果提示放置 LNG-IUD 降低了高危型 HPV 的清除能力，提高了 HPV 的易感性。此外，仅有一项包括注射单纯孕激素避孕药的研究发现，与从未使用过的人相比，目前使用者 CIN3 的发生率增加（*OR*=1.6）。但目前关于单纯孕激素避孕注射剂、皮下埋植剂或宫内节育器的研究太少，不足以评估它们对宫颈癌前病变/癌症发生风险的影响，且相关发生机制也有待进一步研究。

参考文献

1. SCHELAR E, POLIS C B, ESSAM T, et al. Multipurpose prevention technologies for sexual and reproductive health: mapping global needs for introduction of new preventive products. Contraception, 2016, 93(1): 32-43.

2. SANTOS FILHO M V, GURGEL A P, LOBO C D, et al. Prevalence of human papillomavirus(HPV), distribution of HPV types, and risk factors for infection in HPV-positive women. Genet Mol Res, 2016, 15(2): 1-9.

3. GOODHILL A, GREEN J, PETO J, et al. Cervical cancer and hormonal contraceptives: collaborative reanalysis of individual data for 16, 573 women with cervical cancer and 35, 509 women without cervical cancer from 24 epidemiological studies. Lancet, 2007, 370(9599): 1609 – 1621.

4. AMARAL C M, CETKOVSKÁ K, GURGEL A P, et al. MDM2 polymorphism associated with the development of cervical lesions in women infected with Human papillomavirus and using of oral contraceptives. Infect Agent Cancer, 2014, 9: 24.

5. LEKOVICH J P, AMRANE S, PANGASA M, et al. Comparison of human papillomavirus infection and cervical cytology in women using copper-containing and levonorgestrel-containing intrauterine devices. Obstet Gynecol, 2015, 125 (5): 1101 – 1105.

6. ELLE A, KATHARINE J M, ERICA L G, et al. The relationship between hormonal contraception and cervical dysplasia/cancer controlling for human papillomavirus infection: a systematic review. Contraception, 2022, 107: 1 – 9.

优化绝经后女性高危型 HPV 感染和宫颈病变的筛查与管理

　　宫颈癌是严重威胁全球女性健康的常见恶性肿瘤。中国宫颈癌的 2 个高发年龄段分别为 35～39 岁和 60～64 岁，提示绝经后是女性罹患宫颈癌的第二个高峰期。绝经后这一特殊人群由于宫颈萎缩、移行带向宫颈管内移动、宫颈管粘连等增加了细胞采集的难度，而且萎缩细胞与病变细胞较难区分，导致绝经后女性 TCT 中假阴性率较高，且 ASCUS 检出率也偏高。同时阴道镜评价经常不满意，临床中常见术后病理较阴道镜活检的病变升级，或者发现 HR-HPV 感染后仅频繁、过度地重复 HR-HPV 检测或药物干预，没有及时有效地进行阴道镜检查或组织学评价，造成 HSIL 的漏诊。因此，管理好这组人群（特别是患有持续性 HR-HPV 感染或 LSIL 的女性）对减少 HSIL 或宫颈癌的发生具有非常重要的临床意义。

58. 国内外关于绝经女性的筛查指南

近年来，随着中国老龄人口的逐渐增加，以及人们对宫颈癌发生发展机制的深入研究，绝经后女性宫颈病变的筛查与管理愈发引起人们的重视。2021 年 WHO 发布的《宫颈癌前病变筛查和治疗指南（第 2 版）》和 2023 年我国发布的《中国子宫颈癌筛查指南（一）》指出，25 ~ 64 岁女性应每 5 年进行 1 次 HPV 核酸单独检测或联合筛查，或每 3 年 1 次细胞学检查。然而绝经后女性由于生理和免疫系统的改变，其 HPV 感染的特点发生了变化，且绝经后女性的 TCT 假阴性率较高。绝经后女性宫颈病变的管理理念也应该不断更新完善，以免漏诊。

我们的研究显示，目前我国绝经后女性发现宫颈病变的主要途径是健康体检（含 HR-HPV 及 TCT 筛查），因不适症状就诊发现宫颈病变的人群不足 20%，而宫颈病变的发现途径与术后病理级别间无显著相关性。仅在 HR-HPV 和（或）TCT 结果异常而无临床症状的患者中，术后病理提示 HSIL 及以上的比例高达 92.24%，说明绝经后女性进行定期宫颈癌筛查是非常有必要的。

59. 绝经后女性采用哪种筛查方案更好？

近年来国外一些回顾性研究发现 HR-HPV 检测在绝经后女性宫颈病变筛查中具有更高的临床价值。HR-HPV 检测对于筛查绝经后女性宫颈 LSIL 及以上病变的灵敏性显著优于 TCT（分别为

94.08%、75.96%）。此外，与 HR-HPV 阴性患者相比，HR-HPV 阳性患者阴道镜检查病理结果较 TCT 结果发生病变升级的风险显著增加。我们的研究进一步发现绝经后女性感染的常见 HR-HPV 亚型（HPV 16、52、58、18）对于病理结果为 HSIL 及以上病变的检出率差异无统计学意义。因此，建议所有绝经后女性发现 HR-HPV 感染时，无论 HR-HPV 是哪种类型，均应行阴道镜检查＋ECC 以进一步评价宫颈病变。此外，对于 TCT 结果为 ASCUS 的患者，阴道镜活检病理提示 LSIL 及以上病变的风险较 NILM 患者显著增加（$OR = 3263.86$，95% CI：$312.97 \sim 34\,037.32$，$P < 0.0001$）。因此，对绝经后女性宫颈病变的筛查与管理应更加注重 HPV 检测结果，并且对 TCT 提示 ASCUS 的绝经后人群应采取更积极的阴道镜检查评估。

60. 绝经后女性发生宫颈高级别病变的危险因素有哪些？

研究发现，绝经时长与术后病理病变级别存在相关性（$OR = 1.2$，95% CI：$1.02 \sim 1.42$，$P = 0.028$），但不增加术后病理病变升级的风险。绝经时间越长，术后病理提示宫颈 HSIL 及以上病变的可能性越大。因此建议围绝经期、绝经期女性应按指南定期进行 HR-HPV 检查和（或）TCT 筛查。对于 65 岁以上从未接受过筛查或 65 岁前 10 年无阴性筛查记录或有临床指征者，仍应进行宫颈癌筛查。

当以首诊 HPV 感染时长 ≥1 年为界进行分析时，首诊病变时长 ≥1 年患者的术后病理为 HSIL 及以上病变的风险明显降低，可能与这类患者在病程中多次阴道镜活检提示 LSIL 而选择随诊观察有关。但同时，首发病变时长 ≥1 年的患者阴道镜活检病理结果较 TCT 结果病变升级、术后病理较阴道镜病理病变升级的风险明显升高，提示关注持续性 HR-HPV 感染的重要性，而绝经后女性发现的 HR-HPV 感染多为持续性 HPV 感染。因此，对于绝经后 HR-HPV 阳性和（或）TCT 异常的患者应采取更积极的阴道镜评估，而非仅依赖定期随诊观察。

综上所述，绝经后女性宫颈 HR-HPV 感染和宫颈病变管理的理念需要更新，应更加注重 HR-HPV 检测结果，并结合 TCT 筛查进行综合评估，无论 TCT 阴性、阳性，只要 HR-HPV 检测结果为阳性均应进行阴道镜检查 + 宫颈管搔刮术。根据阴道镜检查 TZ 的情况，必要时进行诊断性锥切，以明确病变的性质和范围。这种更加积极的干预措施有助于发现 HSIL，防止病变进展，降低宫颈癌的发生率。

【病例分享】

崔某，女，60 岁，G2P1，绝经时 43 岁，因 HPV 16 感染 2 年余就诊。2021 年 6 月体检时提示 HPV 16 阳性，TCT 为 ASCUS，外院阴道镜活检病理为 CIN1，给予干扰素等药物治疗 6 个月后复查，HPV 仍为阳性，就诊于我院门诊，建议再次行阴道镜活检，遂于 2023 年 2 月于外院行阴道镜活检，病理提示为 CIN1（宫颈 3

点、9 点），再次就诊于我院门诊，考虑患者持续性高危型 HPV 16 感染，CIN1 1 年余，宫颈萎缩，阴道镜评价不满意，建议行诊断性 LEEP。

2023 年 3 月患者于我院行 LEEP，术中见宫颈小，9 点旧裂，碘酒涂色未见明显不着色区。术后病理：宫颈 1～3 点及 12 点 CIN3/CIS，累及腺体，伴浸润（非角化性鳞癌，最大灶深度为 3 mm，宽度为 5 mm）；病变累及内口及锥顶基底部切缘。4 月 11 日鳞状细胞癌抗原为 0.7 ng/mL，胸部、腹部、盆腔增强 CT 提示子宫形态大小、密度未见明显异常，增强呈不均匀强化。诊断为宫颈鳞癌ⅠA2 期，于 4 月 25 日行宫颈癌根治术。术后病理诊断：全子宫＋双附件＋宫旁＋部分阴道锥切术后宫颈组织中部分黏膜缺失伴炎细胞浸润及肉芽组织形成，未见癌组织残留，左右宫旁组织未见特殊，未见脉管内瘤栓，阴道壁组织为慢性炎症，可见挖空细胞，不排除 HPV 感染，阴道断端未见特殊；子宫内膜萎缩；左右输卵管系膜囊肿，双侧卵巢未见特殊；淋巴结为慢性炎症（右盆腔 0/7；左盆腔 0/8）。

病例点评：通过对该病例患者的诊治，我们更加强调对绝经女性发现高危型 HPV 感染（基本均为持续性 HPV 感染）的关注，阴道镜活检为低级别病变的情况时，要关注阴道镜评价是否满意（多为 TZ 检查不满意），否则容易导致高级别病变漏诊。因此，一定要积极评估，采取诊断性 LEEP 或小锥切是非常必要的。该患者术后充满感激之情。

参考文献

1. 郑荣寿，张思维，孙可欣，等. 2016 年中国恶性肿瘤流行情况分析. 中华肿瘤杂志，2023，45(3)：212 - 220.

2. 吴喜梅，赵卫东，陈峥峥，等. 绝经后宫颈上皮内病变诊治的中国专家共识（2022 年版）. 癌症进展，2022，20(14)：1405 - 1411.

3. 黄爱娟，赵昀，邹晓莲，等. 子宫颈高危型 HPV 阳性而细胞学阴性患者临床管理方法的初步探讨：附 137 例因 CIN Ⅱ 行 LEEP 患者的分析. 中华妇产科杂志，2017，52(11)：745 - 750.

4. 孔令华，金力，程雪梅，等. 高危型人乳头瘤病毒基因检测和液基细胞学在宫颈癌筛查中的联合应用. 中国医刊，2012，47(5)：47 - 50.

5. LI B J, DONG L C, WANG C, et al. Analysis of the related factors of atypical squamous cells of undetermined significance (ASC-US) in cervical cytology of post-menopausal women. Front Cell Infect Microbiol, 2023, 13：1123260.

6. CHOI M S, LEE Y J, LEE E H, et al. Factors associated with cyto-histological misinterpretation of cervical smear according to menopausal status. J Menopausal Med, 2022, 28(2)：78 - 84.

7. EDWARDS K, FATEHI M, FOGEL J. Post-menopausal status and risk for cervical dysplasia. Gulf J Oncolog, 2022, 1(38)：31 - 37.

8. 李婉冰. 绝经后女性子宫颈鳞状上皮内病变的临床分析. 临床研究，2020，28(10)：102 - 103.

9. MITTAL S, KANSAL Y, SINGH B, et al. High-risk HPV prevalence estimates among older patients：implications for cervical cancer screening programs. Indian J Community Med, 2024, 49(4)：599 - 603.

10. SOHEILI M, KEYVANI H, SOHEILI M, et al. Human papilloma virus：a review study of epidemiology, carcinogenesis, diagnostic methods, and treatment of all HPV-related cancers. Med J Islam Repub Iran, 2021, 35：65.

11. World Health Organization. WHO guideline for screening and treatment of cervical pre-cancer lesions for cervical cancer prevention, second edition. ［2021-7-7］.

https://www.who.int/publications/i/item/9789240040434.

12. 李明珠，魏丽惠，隋龙，等. 中国子宫颈癌筛查指南（一）. 中国妇产科临床杂志，2023，24（4）：437－442.

13. ZHAO X F, ZHANG R, SONG S, et al. Analysis of the clinical characteristics and surgical methods of high-grade squamous intraepithelial lesions of the cervix in postmenopausal women: a retrospective case study. Medicine (Baltimore), 2024, 103 (25): e38657.

14. KIFF J M, COTTER M, MUNRO E G, et al. Cervical cancer screening in postmenopausal women: is it time to move toward primary high-risk human papillomavirus screening?. J Womens Health(Larchmt), 2021, 30(7): 972－978.

15. HERMANSSON R S, OLOVSSON M, HOXELL E, et al. HPV prevalence and HPV-related dysplasia in elderly women. PLoS One, 2018, 13(1): e0189300.

16. TIFAOUI N, MAUDELONDE T, COMBECAL J, et al. High-risk HPV detection and associated cervical lesions in a population of French menopausal women. J Clin Virol, 2018, 108: 12－18.

17. SALIBAY C, CHEN Z, MA B, et al. High-risk HPV testing improves accuracy in detection of CIN2 + lesions in ASC-H postmenopausal women? An academic hospital experiences. J Am Soc Cytopathol, 2022, 12(1): 58－65.

18. ASCIUTTO K C, BORGFELDT C, FORSLUND O. 14-type HPV mRNA test in triage of HPV DNA-positive postmenopausal women with normal cytology. BMC Cancer, 2020, 20(1): 1025.

HPV 疫苗的现状与进展

  HPV 疫苗是预防 HPV 感染及其相关疾病（如宫颈癌、生殖器疣等）的重要工具。目前，全球广泛应用的 HPV 疫苗主要包括二价、四价和九价 3 种类型，分别覆盖不同范围的 HPV 亚型。二价疫苗（cervarix）主要预防 HPV 16 和 HPV 18 型，适用于 9～45 岁女性，专注于预防宫颈癌；四价疫苗（gardasil 4）在二价基础上增加了对 HPV 6 和 HPV 11 型的预防，适用于 9～45 岁女性和 9～26 岁男性，可同时预防宫颈癌和生殖器疣；九价疫苗（gardasil 9）则进一步扩展至 9 种 HPV 亚型（HPV 6、11、16、18、31、33、45、52、58 型），适用于 9～45 岁女性和 9～26 岁男性，可预防约 90% 的宫颈癌和 90% 的生殖器疣，是目前覆盖范围最广、保护效果最全面的 HPV 疫苗。

  HPV 疫苗的接种策略因年龄和地区而异。通常，9～14 岁人群接种 2 剂，15 岁及以上人群接种 3 剂。研究表明，在未暴露于 HPV 前接种疫苗效果最佳，因此世界卫生组织推荐将 9～14 岁青少年作为优先接种人群。此外，部分国家和地区已将 HPV 疫苗纳入国家免疫规划，显著提高了接种覆盖率。

近年来，HPV 疫苗的研究与应用取得了显著进展。一方面，疫苗的适应证范围不断扩大，从最初的宫颈癌预防扩展到外阴癌、阴道癌、肛门癌及口咽癌等多种 HPV 相关疾病；另一方面，新型疫苗的研发也在持续推进，如针对更多 HPV 亚型的多价疫苗及治疗性疫苗的探索。此外，全球范围内 HPV 疫苗接种的普及显著降低了 HPV 感染率及相关疾病的发病率，为消除宫颈癌等 HPV 相关疾病奠定了坚实基础。

未来，随着疫苗技术的不断进步和接种策略的优化，HPV 疫苗将在全球范围内发挥更大的公共卫生价值，为实现消除宫颈癌的目标提供有力支持。

61. 预防性 HPV 疫苗的作用机制

HPV 疫苗分为预防性 HPV 疫苗和治疗性 HPV 疫苗。预防性 HPV 疫苗是人类第一个用于预防恶性肿瘤的疫苗，由于 99% 的宫颈癌都与 HPV 感染有关，预防性 HPV 疫苗能有效地预防 HPV 感染的传播及有效地降低宫颈癌的发生率。因此，HPV 疫苗又称宫颈癌疫苗。预防性 HPV 疫苗的作用机制：HPV 具有组织嗜性，在特定的黏膜上皮优先复制，HPV 感染所致的损伤仅限于上皮内、基底膜之上，而循环系统或淋巴免疫系统中没有 HPV 抗原，也不会激发强有力的炎症反应，这使得人体免疫系统难以启动潜在的特异性免疫应答而根除 HPV 感染。预防性 HPV 疫苗的目标是提供 HPV-L1（衣壳蛋白）抗原来刺激机体产生中和抗体，从而阻止 HPV 感染上皮细胞，但无法杀死已被 HPV 感染的细胞。因此，预防性 HPV 疫苗对已经发生的 HPV 感染无清除作用，也不会显著改变已有 HPV 感染的转归结局，但接种 HPV 疫苗对其他未感染的 HPV 类型仍有交叉保护效果，如二价和四价疫苗对 HPV 31、HPV 33 和 HPV 45 有一定的预防效果。疫苗接种后能带来持久的免疫，即保护效应可持续 10 年以上，抗体水平在接种后也能保持稳定。疫苗所诱导的记忆 B 细胞和 T 细胞在再次接触病毒时能迅速产生抗体，增强免疫反应。

62. 预防性 HPV 疫苗的种类及差别

预防性 HPV 疫苗主要用于预防 HPV 感染及其相关疾病，如宫颈癌、生殖器疣等。目前市面上主要有 3 种预防性 HPV 疫苗，它们在预防的 HPV 类型、适用人群和接种方案上有所不同。主要的 HPV 疫苗种类及其差别见表 12、表 13。

表 12 进口预防性 HPV 疫苗对比

项目	二价 HPV 疫苗（cervarix）	四价 HPV 疫苗（gardasil 4）	九价 HPV 疫苗（gardasil 9）
预防 HPV 类型	预防 HPV 16 和 HPV 18 引起的宫颈癌	预防 HPV 16 和 HPV 18 引起的宫颈癌、HPV 6 和 HPV 11 引起的生殖器疣	预防 HPV 16、18、31、33、45、52、58 引起的宫颈癌、外阴癌、阴道癌和肛门癌，以及 HPV 6 和 HPV 11 型引起的生殖器疣

（续表）

项目	二价 HPV 疫苗（cervarix）	四价 HPV 疫苗（gardasil 4）	九价 HPV 疫苗（gardasil 9）
适用人群	9~45 岁女性	9~45 岁女性 9~26 岁男性	9~45 岁女性 9~26 岁男性
接种方案	• 9~14 岁：2 剂（第 0 个月、6 个月） • 15 岁及以上：3 剂（第 0 个月、1 个月、6 个月）	• 9~14 岁：2 剂（第 0 个月、6 个月） • 15 岁及以上：3 剂（第 0 个月、2 个月、6 个月）	• 9~14 岁：2 剂（第 0 个月、6 个月） • 15 岁及以上：3 剂（第 0 个月、2 个月、6 个月）
特点	专注于预防高危型 HPV（HPV 16 和 HPV 18）导致的约 70% 宫颈癌，不预防生殖器疣	不仅预防宫颈癌，还可预防生殖器疣，适用于男性和女性	覆盖的 HPV 类型最广，可预防约 90% 的宫颈癌和 90% 的生殖器疣，是目前最全面的 HPV 疫苗

表 13　国产预防性 HPV 疫苗对比

项目	馨可宁（Cecolin）二价 HPV 疫苗	沃泽惠（Walrinvax）二价 HPV 疫苗	馨可宁（Cecolin）九价 HPV 疫苗
预防 HPV 类型	预防 HPV 16 和 HPV 18 感染	预防 HPV 16 和 HPV 18 感染	预防 HPV 6、11、16、18、31、33、45、52、58 感染
适用人群	9~45 岁女性	9~30 岁女性	9~45 岁女性
接种方案	• 9~14 岁女性接种 2 剂 • 15~45 岁女性接种 3 剂	• 9~14 岁女性接种 2 剂 • 15~30 岁女性接种 3 剂	• 9~14 岁女性接种 2 剂 • 15~45 岁女性接种 3 剂

目前，多家中国公司正在积极研发覆盖更多 HPV 型别的多价

疫苗和治疗性疫苗（针对已感染 HPV 或患有 HPV 相关疾病的个体，旨在通过增强细胞免疫反应清除病毒感染和病变）。未来，随着更多疫苗的研发和上市，国产 HPV 疫苗将进一步提升可及性和覆盖率，以满足广大女性的预防接种需求。

63. 接种 HPV 疫苗前的注意事项

接种 HPV 疫苗需要注意以下事项：①对于过敏体质的人群，特别是对疫苗有过敏史者，一般不建议接种；②对酵母过敏的人群不适合接种四价 HPV 疫苗；③有些人在接种第一针后有过敏反应，不建议继续接种另外两针；④怀孕期间不宜接种；⑤月经期可以接种；⑥疫苗接种之前，不需要常规检测是否有 HPV 感染；⑦比较常见的不良反应为局部注射部位的红、肿、痛，也有报道个别人在接种后会出现全身酸痛、低热、胃肠道恶心等不良反应，但基本为一过性的；⑧接种疫苗时有上呼吸道感染、发热等情况时，暂不接种。

64. 预防性 HPV 疫苗种类和宫颈癌筛查的关系

接种任何一种 HPV 疫苗，无论二价、四价抑或九价疫苗，只能用来预防宫颈癌，并不是接种疫苗以后就万事大吉，就没有发生 HPV 感染和宫颈癌的风险。疫苗只是大大降低了由这几种常见高危型病毒感染所引起的宫颈癌的发生风险，它仅是一级预防，并不能预防所有 HPV 感染及其所致的宫颈癌，而且这些疫苗主要针对的人群为年轻女性。最佳接种年龄为 9 ~ 14 岁。通常建议在这个年龄段接种，因为此时免疫反应最强，且可能尚未暴露于HPV 病毒。15 ~ 26 岁虽然也是推荐接种的年龄段，但效果可能不如在更年轻时接种。27 ~ 45 岁部分疫苗也适用于这个年龄段，尤其是对尚未感染 HPV 的人群。其他年龄段的女性还是主要依靠宫颈癌的筛查。宫颈癌筛查是二级预防，主要针对 21 岁以上的女性或者有性生活 3 年以上的女性，至少每 2 ~ 3 年做 1 次宫颈细胞学检查或 3 ~ 5 年做 1 次 HPV 的宫颈筛查，即使接种了 HPV 疫苗的女性也要常规检查。

HPV 疫苗的接种年龄范围因疫苗类型和地区指南而有所不同。总的来说，HPV 疫苗的最佳接种年龄是 9 ~ 14 岁，但部分疫苗也适用于更广泛的年龄范围。

【病例分享】

林某，女，29 岁，未婚，G1P0，因发现宫颈病变要求进一步治疗，于 2017 年 1 月 12 日入院。患者既往月经规律，做过 1次人工流产术，体外排精避孕。曾于 2012 年在香港接种过二价HPV 疫苗，当时尚未有过性生活，之后曾有过 3 个伴侣。未曾进行过宫颈癌的筛查。2016 年 11 月底单位体检时 TCT 结果为HSIL、HPV 52 阳性，阴道镜活检为 CIN3。因此选择 LEEP治疗。

　　病例点评：本例患者就是认为自己接种过 HPV 疫苗就不可能感染 HPV，因此，在之后的性生活中没有进行有效的屏障避孕和防护，也没有进行必要的体检。在 4 年后单位组织体检时才发现 HPV 感染，TCT 提示 HSIL。惨痛的教训告诫我们接种 HPV 疫苗后，仍需要自我保护，并定期进行宫颈癌的筛查。

65. 关注两种预防性 HPV 疫苗的治疗效果

　　由 42 个国家参与的多中心国际研究联盟开展了一项单盲临床试验，旨在评估二价 HPV 疫苗（cervarix，GSK 公司）与四价 HPV 疫苗（gardasil，Merck 公司）在 18 ~ 45 岁健康女性中的免疫原性与安全性。研究共纳入 1106 名 HPV-DNA 及血清抗体基线阴性的受试者，按年龄分层（18 ~ 26 岁、27 ~ 35 岁、36 ~ 45 岁）以 1：1 比例随机分配接种方案：cervarix 组采用 0 个月、1 个月、6 个月免疫接种程序，gardasil 组采用 0 个月、2 个月、6 个月免疫接种程序。

　　通过假病毒中和试验检测发现，首次接种 7 个月后，除 gardasil 组 27 ~ 35 岁年龄段的 2 例受试者未出现 HPV 18 抗体血清转化外，其余所有个体对 HPV 16、18 的中和抗体均呈阳性。定量分析显示，cervarix 组各年龄段的 HPV 16 中和抗体滴度达到 gardasil 组的 2.3 ~ 4.8 倍，HPV 18 中和抗体滴度则达到 6.8 ~ 9.1 倍。值得注意的是，cervarix 组不仅在血清抗体水平上表现更优，其宫颈阴道分泌物中的中和抗体检出率及外周血 HPV 16、18 特异性记忆 B 细胞阳性率也显著高于 gardasil 组。安全性方面，cervarix 组注射部位局部反应发生率略高，但两组整体耐受性良好，84% 的受试者均完成全程 3 剂接种。

研究同时指出，两种疫苗诱导的免疫应答差异机制尚未明确，需进一步探究。该发现与 2011 年发表的Ⅲ期临床试验数据具有一致性——该研究显示二价疫苗相较于四价疫苗，HPV 16 中和抗体提升 2.4～5.8 倍，HPV 18 中和抗体增幅达 7.7～9.4 倍，进一步印证了不同疫苗平台免疫原性差异的普遍性。

66. 四价 HPV 疫苗的安全性和有效性

2006 年 6 月 8 日四价 HPV 疫苗获得了 FDA 的使用许可证，2007 年 ACIP 率先提出并推荐使用。gardasil 是四价疫苗，由 HPV 的主要衣壳蛋白 L1 组成，利用重组 DNA 技术在酵母菌（酿酒酵母）中采用非晶体羟基磷酸铝盐佐剂产生类 HPV 的非感染性病毒颗粒，从而表达病毒蛋白 L1。其疫苗含有 4 种 HPV 类型（HPV 6、11、16、18）的 VLP 蛋白及铝盐佐剂的混合物。临床试验已证实，四价 HPV 疫苗对没有感染过 HPV 6、11、16、18 的女性展现出高效的保护作用，可有效预防以下情况：①疫苗所含 4 种 HPV 型别的持续性感染。②由这些型别引发的宫颈、外阴及阴道癌前病变。③生殖器疣（尖锐湿疣）的发生。研究期间未观察到接种者出现疫苗所含 4 种 HPV 型别的新发感染病例。但是，女性如果在接种前已经感染了一种或几种疫苗所预防的病毒类型，接种后疫苗仍具有预防其他类型 HPV 的功能。一项为期 4 年的四价 HPV 疫苗临床研究（女性 17 622 人，年龄 16 ~ 26 岁）显示，该疫苗可以有效地防止 HPV 6、11、16、18 引起的病变发展（96% 为 CIN1，100% 为 VIN1、VaIN1，99% 为尖锐湿疣）。但是，针对疫苗所预防的病毒类型以外的 HPV 类型（无论何种 HPV 类型），四价疫苗的保护效应下降，其保护 HPV 感染所致的宫颈癌、外阴癌、阴道上皮内瘤变和湿疣的有效率分别为 30%、75%、48% 及 3%，表明四价疫苗对其他类型的 HPV 具有较低的交叉免疫反应性。因此，接种疫苗并不能取代常规宫颈癌的筛查，接受 HPV 疫苗免疫接种的女性仍需要每年进行宫颈癌的筛查，这一点非常重要。

67. 九价 HPV 疫苗的安全性和有效性

作为当下最新的 HPV 疫苗——九价疫苗，其抗 HPV 的种类在四价的基础上又增加了 5 种高危型病毒（HPV 31、33、45、52、58）。那么其不良反应是否会增加呢？一项由 16 个国家参加的 7 项关于九价 HPV 疫苗安全性的三期临床研究入组了 15 000 人（接种人群为 9 ~ 26 岁的年轻男女），入组时均排除妊娠，接种期间发现 2500 例妊娠，一直随访到妊娠终止。结果显示，最常见的不良反应是局部出现红、肿、痛，全身不良反应有头痛、发热，不良反应的总发生率为 5%。注射局部不良反应的发生率高于四价 HPV 疫苗，大多数为轻至中度，7 例死亡，但与疫苗接种无关。妊娠相关的不良反应与未接种疫苗的妊娠人群发生情况一样，提示九价 HPV 疫苗安全有效，可以被广泛应用。

68. 二价与四价 HPV 疫苗对其诱发的非疫苗所预防的其他高危型病毒交叉免疫活性的差别

一项由 35 个单位组成的多中心研究比较了接种二价 HPV 疫苗（HPV 16、18，GSK 公司）和四价 HPV 疫苗（HPV 6、11、16、18，Merck 公司）后对非这两种疫苗所预防的其他高危型病毒（如 HPV 31、45）的免疫保护作用。这项研究要求被研究者在入组前 HPV-DNA 及血清学检测 HPV 抗体均为阴性才能进行疫苗接种，抗体滴度测量采用假病毒中和试验（pseudo virus-based neutralization assay，PBNA）及酶联免疫吸附试验（enzyme linked immunosorbent assay，ELISA），单位为抗体几何平均滴度（geometric mean titer，GMT）。首次接种后 24 个月，PBNA 测量方法显示，两组血清学抗 HPV 31 的抗体滴度阳性率相似，但对于 HPV 45，二价 HPV 疫苗组血清抗体阳性滴度（13.0% ~ 16.7%）有高于四价 HPV 疫苗组（0 ~ 5.0%）的倾向，而 ELISA 没有提示。比较两组疫苗对诱导的 HPV 31、45 交叉免疫记忆 B 淋巴细胞的反应及反应性 T 细胞的比例，二价 HPV 疫苗组均高于四价 HPV 疫苗组，因而提示两种疫苗均能提供疫苗以外的高危型病毒的免疫活性，二价疫苗诱导的 T 细胞免疫应答反应更高。因此可以看到，接种二价 HPV 疫苗所激发的机体对 HPV 的抵抗作用并不仅限于 HPV 16、18，其抗 HPV 感染的效应已远远超出疫苗本身所预防的 HPV 亚型。

69. 曾经接种过 3 个完整剂量的四价 HPV 疫苗的年轻女性再接种九价 HPV 疫苗的反应

美国疾病预防控制中心、ACIP 和 ACOG 推荐对 9 ~ 26 岁的女性进行疫苗接种，对于已完成 3 个剂量的四价或二价 HPV 疫苗接种者，不再常规推荐接种九价 HPV 疫苗。对于刚开始接种 HPV 疫苗的女性，可继续接种其他任何 HPV 疫苗产品。鉴于 HPV 疫苗的高度保护作用及未接种疫苗女性感染病毒的风险，符合条件者应当及时进行疫苗接种。目前许多女性可能已感染了 HPV，故宫颈癌筛查仍是预防宫颈癌的最好方法，且建议已接种 HPV 疫苗者也要常规进行筛查。一项涉及 7 个国家多中心对曾经接种过 3 个完整剂量四价 HPV 疫苗的女性再次接种九价 HPV 疫苗的安全性、可接受性和免疫效果进行了双盲研究。接种人群为曾经接种过四价 HPV 疫苗的 12 ~ 26 岁女性，研究对象被随机分成两组，一组（618 人）在第 0 个月、第 2 个月、第 6 个月分别接种九价

HPV 疫苗 1 个剂量，对照组（306 人）则在相应的时间接种生理盐水。结果显示，在开始接种后随访的 5 天内，接种九价 HPV 疫苗组女性局部注射部位不良反应的发生率（91.1%）显著高于对照组（43.9%）；在接种后的 1～15 天，全身不良反应的发生率疫苗组为 30.6%，对照组为 25.9%，两组分别有 1 例发生与疫苗有关的严重并发症。因为不良反应而不继续接种的人很少，疫苗组为 0.5%，对照组为 0。在接种第 3 个剂量后的 4 周，疫苗组 98% 的血清抗体（抗 HPV 31、33、45、52、58）为阳性，抗体滴度显著升高。血清抗体滴度在曾经接种过四价 HPV 疫苗组的女性中显著高于没有接种过四价疫苗组的女性，但机制不清。结论为 12～26 岁曾经接种过四价 HPV 疫苗的年轻女性再次接种九价 HPV 疫苗是安全的，且耐受性好，可产生较高的免疫性。

70. 有过 HPV 感染或患有宫颈病变的女性接种 HPV 疫苗没有作用

对于既往存在 HPV 感染或宫颈病变的女性，HPV 疫苗是否具有保护作用一直存在争议。美国国家癌症研究所联合 21 家机构在哥斯达黎加开展的多中心随机对照试验为此提供了重要证据。该研究纳入 1711 例 18～25 岁高危型 HPV 感染女性及 311 例宫颈癌前病变术后并接受了 HPV 疫苗接种（HPV 16、18）的患者，将其随机分配至 HPV 疫苗组或甲肝疫苗对照组，进行为期 6 个月的

3 剂接种方案，并实施年度随访。中位随访时间显示，HPV 感染组为 56.7 个月，术后治疗组为 27.3 个月。研究结果显示：在接种时已存在 HPV 感染的女性中，疫苗对 HPV 16、18 的病毒清除率提升效果为 − 5.4%（95% CI：− 19 ~ 10），对 CIN2 以上病变发展的预防效力仅为 0.3%（95% CI：− 69 ~ 41），均无统计学意义。术后患者组数据显示，尽管 34.1% 存在高危型 HPV 感染且 1.6% 出现 CIN2 以上复发（其中 69.8% 为新发感染），但疫苗对 HPV 16、18 持续性感染和 CIN2 以上复发的预防效力分别为 − 34.7%（95% CI：− 131 ~ 82）和 − 211%（95% CI：2901 ~ 68），呈现负向趋势。值得注意的是，疫苗对治疗前未感染者的防护作用亦未达显著水平。不过，研究观察到疫苗对其他高危型 HPV 的交叉保护现象：对术后发生的 HPV 31、33、45 及其他高危型感染的预防效力分别为 57.9%（95% CI：− 43 ~ 88）、72.9%（95% CI：29 ~ 90）和 36.7%（95% CI：1.5 ~ 59）。这些数据表明，现行 HPV 疫苗虽不能清除现有感染或预防已治疗病变的复发，但对其他高危型 HPV 的防护潜力值得深入探索。研究最终证实，疫苗对既往感染及相关宫颈病变既无治疗作用，也无术后防护效果。

71. 接种 HPV 疫苗对妊娠的影响

HPV 疫苗被美国 FDA 归类为妊娠期 B 类药物，现有研究尚未发现其会增加胎儿畸形风险，但基于审慎原则仍不建议妊娠期间主动接种。若在接种后 6 个月内发现意外妊娠，无需因此终止妊娠，但建议暂停后续剂次接种，待分娩完成后再补种剩余针剂。值得注意的是，孕妇接种四价 HPV 疫苗的安全性尚未完全明确，但现实中存在意外接种情况。针对妊娠 30 天内接种疫苗的群体，既往研究曾提示胎儿畸形风险增加，但最新来自美国、加拿大、法国等国家的数据分析显示，孕期接种与不良妊娠结局无显著关联，不过受限于样本量仍需更多研究验证。

一项由丹麦诺和诺德基金会及医学研究委员会资助的大型队列研究，通过分析 2006—2013 年注册数据，将妊娠窗口期接种者（暴露组 1665 例）与非窗口期接种者（非暴露组 6660 例）进行 1∶4 配比研究。结果显示：①重大出生缺陷：暴露组 1665 例中 65 例，非暴露组 6660 例中 220 例（$OR = 1.19$，95% CI：$0.90 \sim 1.58$）；②自然流产：暴露组 463 例中 23 例，非暴露组 1852 例中 131 例（$OR = 0.71$，95% CI：$0.45 \sim 1.14$）；③早产：暴露组 1774 例中 116 例，非暴露组 7096 例中 407 例（$OR = 1.15$，95% CI：$0.93 \sim 1.42$）；④低出生体重：暴露组 1768 例中 76 例，非暴露组 7072 例中 277 例（$OR = 1.10$，95% CI：$0.85 \sim 1.43$）；⑤小于孕龄儿：暴露组 1768 例中 171 例，非暴露组 7072 例中 783 例（$OR = 0.86$，95% CI：$0.72 \sim 1.02$）；⑥死产：暴露组 501 例中 2 例，非暴露组 2004 例中 4 例（$OR = 2.43$，95% CI：$0.45 \sim 13.21$）。以上数据均无统计学显著性差异，表明妊娠期暴露于四

价 HPV 疫苗未增加上述不良结局风险。

关于接种后妊娠间隔问题，需明确 HPV 疫苗属于基因重组疫苗，其病毒样颗粒不含病毒 DNA，无感染风险。现有证据表明完成接种后无需特别避孕，任何时间均可正常妊娠。但需强调该结论基于现有研究数据，长期影响仍需持续监测。建议医务人员在临床实践中遵循当前指南，对接种后意外妊娠者进行个体化风险评估和咨询。

72. 超过 25 岁的女性接种预防性 HPV 疫苗是安全有效的且具有免疫性

预防宫颈癌的 HPV 疫苗在尚未正式进入中国时，已经有很多女性（无论年龄大小）在关注并希望接种 HPV 疫苗以提高自身免疫力，降低 HPV 感染的机会，但是国际上用于 HPV 疫苗接种人群的适应年龄为 9 ~ 26 岁的男女。目前已经有非常好的研究结论表明，15 ~ 25 岁年轻女性接种二价 HPV 疫苗能有效地预防高危型病毒（HPV 16、18）的感染。由于在刚开始性生活的第一年内感染高危型 HPV 的概率最高，因此，大多数预防接种指南或建议都是针对未开始性生活的年轻女性。那么，对于年龄超过 25 岁、性生活活跃且更有机会感染高危型 HPV 及发生宫颈癌前病变，甚至宫颈癌的女性，接种 HPV 疫苗的效果如何呢？研究显示，二价、四价 HPV 疫苗对于年龄为 24 ~ 45 岁，甚至超过 55 岁的女性都是安全有效的，并具有免疫性，很多国家已将四价 HPV 疫苗接种年龄放宽到 25 岁以上。但是随着年龄的增长，HPV 接种的费效比下降，因而建议常规接种的最佳年龄不要超过 20 岁。国外经验告诉我们，不同年龄群体接种 HPV 疫苗带来的费效比不同。

73. 美国癌症协会关于 HPV 疫苗应用指南的最新演变

2016 年美国癌症协会（American Cancer Society，ACS）根据 ACIP 关于 HPV 疫苗接种推荐的方法学及内容回顾，审查并更新了该协会有关 HPV 疫苗接种的指南。ACS 指南开发组认为"2007 年以来的证据支持 ACS 对 ACIP 推荐的认可，并对接种进行了立场声明"，ACS 推荐对所有 11~12 岁的儿童进行 HPV 疫苗接种以预防可能导致癌症和癌前病变的数种 HPV 感染。处于推荐年龄而没有完成接种的人群应该尽快接种，但接种效果可能会差一些。表 14 是 2006—2015 年 ACIP 对有关 HPV 疫苗接种的推荐，表 15 是 2016 年 ACS 指南对 HPV 疫苗接种推荐的总结。

表 14 2006—2015 年 ACIP 对有关 HPV 疫苗接种的推荐

发表时间	ACIP 推荐	上市的 HPV 疫苗
2006 年 （Markowitz 2007）	• 女性，在 11 岁或 12 岁常规接种 3 剂，可提前至 9 岁开始，晚至 26 岁（如果既往没有接种过）	• 四价疫苗用于 9~26 岁的女性

（续表）

发表时间	ACIP 推荐	上市的 HPV 疫苗
2009 年 （CDC 2010）	• 女性：在 11 岁或 12 岁常规接种 3 剂，可提前至 9 岁开始，晚至 26 岁（如果既往没有接种过） • （指导）男性：9～26 岁可以接种，但并不常规推荐（在性生活暴露于 HPV 前接种最为有效）	• 四价疫苗用于 9～26 岁的女性和男性 • 二价疫苗用于 9～25 岁的女性
2011 年 （ACIP 2011）	• 女性：在 11 岁或 12 岁常规接种 3 剂，可提前至 9 岁开始，晚至 26 岁（如果既往没有接种过） • 男性：在 11 岁或 12 岁常规接种 3 剂，如果既往没有接种过可晚至 21 岁；22～26 岁的男性可以接种（对于有男性性伴侣的男性，以及有 HPV 感染在内的免疫缺陷患者，推荐接种，可晚至 26 岁）	• 四价疫苗用于 9～26 岁的女性和男性 • 二价疫苗用于 9～25 岁的女性
2014 年 （Markowitz 2014）	• 男性和女性：在 11 岁或 12 岁常规接种 3 剂（系列接种可提前至 9 岁开始） • 对 13～26 岁的女性及 13～21 岁的男性如果既往没有接种过或没有完成 3 剂推荐接种 • 22～26 岁的男性可以接种（对于有男性性伴侣的男性，以及有 HPV 感染在内的免疫缺陷患者，推荐接种，可晚至 26 岁）	• 四价疫苗用于 9～26 岁的女性和男性 • 二价疫苗用于 9～25 岁的女性
2015 年 （Petrosky 2015）	• 男性和女性：在 11 岁或 12 岁常规接种 3 剂（系列接种可提前至 9 岁开始） • 对 13～26 岁的女性及 13～21 岁的男性如果既往没有接种过或没有完成 3 剂接种推荐接种 • 22～26 岁的男性可以接种（对于有男性性伴侣的男性，以及有 HPV 感染在内的免疫缺陷患者，推荐接种，可晚至 26 岁）	• 四价疫苗用于 9～26 岁的女性和男性 • 二价疫苗仅用于 9～25 岁的女性 • 九价疫苗用于 9～26 岁的女性和男性

注：CDC 为美国疾病控制中心。

表15　2016 年 ACS 指南对 HPV 疫苗接种推荐的总结

项目	推荐内容	特殊人群
常规推荐	常规 HPV 疫苗接种应该从 11 岁或 12 岁开始。接种系列可提前至 9 岁开始	对于和男性性生活的男性，以及 HPV 感染在内的免疫缺陷患者，如果既往没有接种过也推荐接种，可晚至 26 岁
	二价、四价或九价疫苗推荐用于女性接种。四价和九价疫苗推荐用于男性接种	
没有在常规年龄接种的推荐	对于 13～26 岁的女性以及 13～21 岁的男性，如果既往没有接种过或没有完成 3 剂接种，也推荐接种	
	22～26 岁的男性可以接种（ACIP 建议个体化决策）	
	ACS 立场声明：对于 22～26 岁间还没有接种或没有完成接种的个体，应该告知其晚接种对降低癌症风险的效果会差一些	

2020 年 ACS 对当前 ACIP HPV 疫苗接种的建议进行修订，即 HPV 疫苗接种指南于 2020 年进行了更新。ACS 建议：①对 9～12 岁儿童进行常规 HPV 疫苗接种，以达到较高的按时接种率，这将预防更多癌症的发生，鼓励医疗保健者为 9 岁或 10 岁的儿童提供 HPV 疫苗；②建议为 26 岁以下且未进行疫苗接种的人进行 HPV 疫苗追加接种，疫苗提供者应告知 22～26 岁未曾接种过疫苗或未完成疫苗接种的人，年龄越大接种疫苗后预防癌症的效果越差；③不建议对 26 岁以上的成年人追加 HPV 疫苗接种，ACS 不认可

2019 年 ACIP 关于对 27~45 岁未充足免疫的成人进行 HPV 疫苗接种的有关建议，因为该年龄段疫苗接种的效率低，预防癌症的作用减弱，临床医生在针对该类人群决策方面的负担较重，以及在选择可能获益人群方面缺乏足够的指导。

74. 接种了九价 HPV 疫苗为什么还会发生宫颈病变？

九价 HPV 疫苗虽然能预防大部分高危型 HPV 感染，但并不能涵盖所有的 HPV 亚型。首先，HPV 有很多种亚型，九价疫苗主要针对 9 种常见的高危型 HPV（HPV 16、18、31、33、45、52、58、6、11），但仍有其他亚型的 HPV 可能导致宫颈感染和病变。其次，疫苗的保护效果不是 100% 的。即使接种了疫苗，个体对疫苗的反应也可能存在差异，有些人可能在接种后未能产生足够的免疫保护。再次，接种疫苗后的保护作用也不是终身的，随着时间的推移，疫苗提供的保护可能会逐渐减弱。并且，如果在接种疫苗前已经感染了 HPV，疫苗对已感染的病毒亚型可能无法起到清除或治疗的作用，这些持续性感染也可能引发宫颈病变。例如，有些人可能自身免疫力较低，即使接种了疫苗，在接触到新的 HPV 亚型时，仍容易发生感染和病变。还有某些不良生活习惯，如多个性伴侣、过早性生活、吸烟等，也会增加宫颈病变的风险。

总之，接种九价 HPV 疫苗可以显著降低宫颈病变的风险，但不能完全杜绝宫颈病变的发生。定期进行宫颈癌筛查仍然非常重要，以便早期发现和处理任何潜在的问题。

【病例分享】

郭某，女，31 岁，G1P1，因体检发现 HPV 感染 1 周于 2024 年 2 月就诊于我院门诊。患者在单位组织体检时发现 HPV 16 感染，TCT 阴性，无任何临床症状，曾于 2020 年接种九价 HPV 疫苗，之后因新型冠状病毒疫情未定期行宫颈癌筛查。建议患者先行阴道镜评估，阴道镜活检病理结果为 CIN2，故行 LEEP 治疗，术后病理提示 CIN2，切缘阴性。术后定期随诊。

病例点评：该病例患者接种了九价 HPV 疫苗，但 4 年之后发现 HPV 16 感染，其间从未进行过 HPV 检测，阴道镜活检的病理结果证明该患者是持续性 HPV 感染，而非近期感染。类似这样的病例，临床上时有发生。因此，即使接种了 HPV 疫苗，也不能掉以轻心，定期进行 HPV 检测、宫颈癌筛查是非常必要的。同时，也应做好自我保护。

75. 治疗性 HPV 疫苗的研究现状

预防性 HPV 疫苗可以有效地阻断 HPV 感染，但不能消除已有的 HPV 感染或 HPV 造成的相关损伤，因此，没有治疗作用。

未来治疗性 HPV 疫苗有可能通过免疫治疗的特异性消除 HPV 感染的细胞和 HPV 引起的相关肿瘤。很多研究将 HPV 的 E6、E7 作为治疗性疫苗的理想靶点，但研究仍在继续，包括基于活载体、多肽、蛋白质、树突状细胞、DNA，以及靶向 E6 或 E7 抗原的联合疫苗。治疗性 HPV 疫苗在临床试验中展现出潜力，但仍需克服免疫逃逸和个体差异等挑战。未来，联合疗法和个性化疫苗有望进一步提升疗效。

近期荷兰一项全国多中心研究聚焦 HPV 感染（尤其是 HPV 16 型）引发的常见型外阴癌前病变治疗。尽管既往尝试了多种 HPV 免疫治疗方案，但临床疗效普遍受限。最新研究通过创新给药技术取得突破：采用皮下高频注射（即"DNA 文身疗法"）的 HPV 16 E7 DNA 疫苗（TTFC-E7SH），其临床疗效显著优于动物实验阶段数据。该疫苗通过激活 HPV 16 特异性 T 细胞免疫应答靶向清除病变细胞，目前已进入针对 HPV 16 阳性外阴癌前病变的临床应用阶段。尽管最终疗效仍需长期随访验证，但其精准免疫调节特性为癌前病变治疗提供了新方向。

世界卫生组织发布的《加速消除宫颈癌全球战略》提出，全球 194 个国家承诺于 2030 年实现三大目标：①疫苗接种：90% 的 15 岁以下女孩完成 HPV 疫苗接种；②筛查覆盖：70% 的女性在 35 岁和 45 岁前接受高效宫颈癌筛查（如 HPV 检测）；③规范治疗：90% 确诊宫颈癌前病变或浸润癌的女性获得规范治疗。该战略将"消除宫颈癌"定义为宫颈癌年发病率降至 4/10 万女性以下。我国当前宫颈癌年发病率为 8～10/10 万女性，与目标仍存在明显差距。为实现这一愿景，我们需持续推进 HPV 疫苗普及接种、完善宫颈癌三级防控体系，并增强筛查与治疗服务的可及性。

参考文献

1. SANGAR V C, GHONGANE B, MATHUR G. Development of human papillomavirus (hpv) vaccines: a review of literature and clinical update. Rev Recent Clin Trials, 2016, 11(4): 284 – 289.

2. HILDESHEIM A, GONZALEZ P, KREIMER A R, et al. Impact of human papillomavirus(HPV) 16 and 18 vaccination on prevalent infections and rates of cervical lesions after excisional treatment. Am J Obstet Gynecol, 2016, 215(2): 212. e1 – 212. e15.

3. BONDE U, JOERGENSEN J S, LAMONT R F, et al. Is HPV vaccination in pregnancy safe ? Hum Vaccin Immunother, 2016, 12(8): 1960 – 1964.

4. MARKOWITZ L E, DUNNE E F, SARAIYA M, et al. Quadrivalent human papillomavirus vaccine: recommendations of the Advisory Committee on Immunization Practices(ACIP). MMWR Recomm Rep, 2007, 56(RR-2): 1 – 24.

5. EINSTEIN M H, BARON M, LEVIN M J, et al. Comparison of the immunogenicity of the human papillomavirus(HPV)-16/18 vaccine and the HPV-6/11/16/18 vaccine for oncogenic non-vaccine types HPV-31 and HPV-45 in healthy women aged 18 ~ 45 years. Hum Vaccin, 2011, 7(12): 1359 – 1373.

6. EINSTEIN M H, BARON M, LEVIN M J, et al. Comparison of the immunogenicity and safety of cervarix and gardasil human papillomavirus(HPV) cervical cancer vaccines in healthy women aged 18 ~ 45 years. Hum Vaccin, 2009, 5(10): 705 – 719.

7. MOREIRA E D, Jr, BLOCK S L, FERRIS D, et al. Safety profile of the 9-valent hpv vaccine: a combined analysis of 7 phase Ⅲ clinical trials. Pediatrics, 2016, 138(2): e20154387.

8. GARLAND S M, CHEUNG T H, MCNEILL S, et al. Safety and immunogenicity of a 9-valent HPV vaccine in females 12 ~ 26 years of age who previously received the quadrivalent HPV vaccine. Vaccine, 2015, 33(48): 6855 – 6864.

9. SCHELLER N M, PASTERNAK B, MØLGAARD-NIELSEN D, et al. Quadrivalent HPV vacc ination and the risk of adverse pregnancy outcomes. N Engl J Med, 2017, 376 (13): 1223 – 1233.

10. Centers for Disease Control and Prevention(CDC). Recommendations on the use of quadrivalent human papillomavirus vaccine in males: Advisory Committee on Immunization Practices(ACIP), 2011. MMWR Morb Mortal Wkly Rep, 2011, 60(50): 1705 – 1708.

11. MARKOWITZ L E, DUNNE E F, SARAIYA M, et al. Human papillomavirus vaccination: recommendations of the Advisory Committee on Immunization Practices (ACIP). MMWR Recomm Rep, 2014, 63(RR-05): 1 – 30.

12. PETROSKY E, BOCCHINI J A, Jr, HARIRI S, et al. Use of 9-valent human papillomavirus(HPV)vaccine: updated HPV vaccination recommendations of the advisory committee on immunization practices. MMWR Morb Mortal Wkly Rep, 2015, 64(11): 300 – 304.

13. SASLOW D, ANDREWS K S, MANASSARAM-BAPTISTE D, et al. Human papillomavirus vaccination guideline update: American Cancer Society guideline endorsement. CA Cancer J Clin, 2016, 66(5): 375 – 385.

14. CASTELLSAGUÉ X, SCHNEIDER A, KAUFMANN A M, et al. HPV vaccination against cervical cancer in women above 25 years of age: key considerations and current perspectives. Gynecol Oncol, 2009, 115(3 Suppl): S15 – S23.

15. KIM J J, GOLDIE S J. Health and economic implications of HPV vaccination in the United States. N Engl J Med, 2008, 359(8): 821 – 832.

16. SAMUELS S, MARIJNE HEEREN A, ZIJLMANS H J M A A, et al. HPV 16 E7 DNA tattooing: safety, immunogenicity, and clinical response in patients with HPV-positive vulvar intraepithelial neoplasia. Cancer Immunol Immunother, 2017, 66 (9): 1163 - 1173.

附录　国内外治疗宫颈病变的最新指南

2016 年美国妇产科医师学会（ACOG）推荐的宫颈癌筛查及预防指南的解读

一、宫颈病变的自然病程

HPV 感染是宫颈癌发病的主要原因，可分为两类：致癌型感染和非致癌型感染。大多数 HPV 感染是暂时的，且引起疾病进展的风险很小，只有很少一部分感染具有持续性。任何年龄的患者，如初次感染后仍持续感染 1～2 年，则预示着有进展为 CIN3 或宫颈癌的风险。HPV 感染持续存在的因素尚不明确，HPV 的基因类型似乎是感染持续及进展的决定因素。其中 HPV 16 亚型致癌风险最高，占全球宫颈癌病例的 55%～60%，其次是 HPV 18 亚型，占 10%～15%，还有其他 12 种亚型与剩余比例的宫颈癌病例相关。HPV 感染最常见于青少年和 20 多岁的女性，随着年龄的增加 HPV 的感染率呈下降趋势。大多数年轻女性，尤其是 21 岁以下的女性，机体具有良好的免疫反应，平均可在 8 个月内清除相关的 HPV 感染，或在 8~24 个月降低 HPV 病毒载量至无法检测的水平，随着 HPV 感染消退，大多数宫颈病变也会自行消退。30~65 岁女性中，新获得的 HPV 感染持续存在的机会均很低，然而 30 岁以上女性中发现的 HPV 感染更可能为 HPV 的持续性感染，随着年龄增加，高级别鳞状上皮内病变的发生率呈上升趋势。

CIN1 是急性 HPV 感染的一种表现，病变消退至组织学检查结果正常的概率很高，故目前的处理建议是定期随访，而不是治疗。对于 CIN2 的临床处理尚有争议，CIN2 的诊断存在观察者间差异，并且 CIN2 似乎代表了一个低级别病变和高级别病变共同存在的混合类别，而不是一个特定的中间病变，不易通过组织病理学来区分。为此，ASCCP 和美国病理学家学会采用了修订后的两级组织学分类（低级别鳞状上皮内病变和高级别鳞状上皮内病变），取消了 CIN2 作为一个单独病理类别。CIN3 具有发展为宫颈浸润癌的重大风险，一组未经治疗的 CIN3 队列研究报道，宫颈浸润癌 30 年的累计发病率为 30.1%，但其病变进展非常缓慢，普查得到的 CIN3 和宫颈癌的平均发病年龄差为 10 年，表明癌前状态持续时间非常长。

二、最新宫颈癌筛查建议

（1）宫颈癌筛查的起始年龄为 21 岁。除 HIV 感染者外，无论初次性生活的年龄或有无其他性行为相关的危险因素，年龄小于 21 岁的女性不必进行宫颈癌筛查。

（2）21～29 岁的女性应进行单独宫颈细胞学检查，每 3 年 1 次。不推荐 30 岁以下的女性进行细胞学和 HPV 联合检测。不推荐每年进行宫颈癌筛查。

（3）30～65 岁的女性优先推荐细胞学和 HPV 联合检测，每 5 年 1 次；也可采用每 3 年 1 次的单独细胞学筛查。不推荐每年进行筛查。

（4）液基薄层细胞学检查和传统的宫颈巴氏涂片检查用于宫颈细胞学检查均可接受。

（5）对于此前筛查结果为明确阴性、无 CIN2 或更高级别病变的女性，65 岁后应停止任何方式的筛查。此前筛查结果为明确阴性的定义是指在近 10 年内有连续 3 次细胞学检查阴性或连续 2 次联合检测结果均阴性，且最近 1 次筛查在 5 年内，筛查结果均正常。

（6）已行子宫全切术的女性，如既往无 CIN2 或更高级别的病变史，应该停止常规细胞学筛查和 HPV 检测，也无须因任何原因重新开始筛查。

（7）与普通女性相比，具有下列危险因素的女性可能需要根据具体情况制订更频繁的宫颈癌筛查计划：①HIV 感染的女性；②免疫功能低下的女性（如实体器官移植者）；③出生前有过己烯雌酚接触者；④CIN2、CIN3 或癌症治疗后的女性。

（8）既往有 CIN2、CIN3 或原位腺癌病史的女性，应在病变自然消退或临床治疗后持续筛查 20 年，甚至持续至 65 岁以后。

（9）已行子宫全切术的女性，如既往 20 年内有 CIN2 或更高级别的病变，或在任何时段有宫颈癌病史者，应该继续进行筛查。在初始治疗后 20 年内，每 3 年单用细胞学筛查似乎是对这些女性合理的建议。

（10）对于 25 岁及以上的女性，FDA 批准的 HPV 初筛检测可作为目前以细胞学检查为主的宫颈癌筛查方案的一种替代选择。单细胞学和联合检测仍然是目前大多数学会指南中的首推方案。如果选用 HPV 初筛检测，则参考 ASCCP 和美国妇科肿瘤学会（Society Gynecologic Oncology，SGO）的临时指南。

（11）无论是 HPV 的分流检测还是联合检测，细胞学结果为 ASCUS 和 HPV 检测阴性者发生 CIN3 的风险都比较低，但略高于联合检测结果均为阴性的女性，故建议 3 年后进行联合检测。

（12）30 岁以上的女性，如联合检测细胞学结果为阴性而 HPV 为阳性，应该按以下方式处理：①12 个月后重复联合检测：如重复细胞学检查结果为 ASCUS 或以上的病变，或 HPV 仍为阳性，应行阴道镜检查；如结果均正常，3 年后再继续进行联合检测；如任一项检测结果为阳性，女性应直接行阴道镜检查。②立即行 HPV 16 和 HPV 18 基因类型的特异性检测：两种 HPV 基因类型均阴性的女性应在 12 个月后重复联合筛查，相应结果参照 2012 年 ASCCP 修正的宫颈癌筛查结果异常处理指南进行临床处治。

2021 年世界卫生组织发布的《宫颈癌前病变筛查和治疗指南（第 2 版)》解读

2021 年 WHO 发布了《宫颈癌前病变筛查和治疗指南（第 2 版)》，总的来说，与其他宫颈病变专业组织的指南和共识相比，WHO 的报告要求比较低，更新了现有的关于预防宫颈癌的筛查和治疗的建议（以下简称"建议"），总共包括 23 项建议和 7 项良好的实践声明，对普通人群及 HIV 感染人群作了区分，并从筛查方式、年龄、间隔、分流等不同方面做出了解释和建议。

一、筛查方式

WHO 推荐高危型 HPV 检测作为首选的宫颈癌筛查方式，这一建议与各国最新关于宫颈癌筛查的指南相符。此外目前主流的检测还有细胞学检查及醋白上皮试验等方式，但由于这两种方式较为主观，技师及不同实验室之间的异质性大，使得筛查的敏感性和特异性在一定程度上受损。近年来逐步以高危型 HPV 的 DNA 检测作为首选方案，但值得注意的是，HPV 感染是一过性还是持续性无法由单次的高危型 HPV 筛查结果进行分辨，且由于 HPV 在年轻女性中的高流行，高危型 HPV 检测虽然作为首选方案，但仍在一定程度上增加了不必要的阴道镜转诊率和宫颈组织活检，由此引发的过度治疗可能导致产科不良结局，如早产、流产的风险增高。

二、筛查人群及筛查间隔

WHO 推荐普通人群从 30 岁开始筛查，每 5～10 年重复 1 次，对于 HIV 感染的人群，建议提前至 25 岁开始，每 3～5 年重复 1 次。我国 2017 年的《子宫颈癌综合防控指南》、美国 2020 年的癌症协会指南建议 25 岁时开始宫颈癌筛查，首选 HPV 检测，或采用每 5 年 1 次的联合检测或每 3 年 1 次的单独细胞学检查。对于 HPV 筛查阳性但分流试验阴性者，建议在 24 个月内重新评估 1 次，而 HIV 感染患者在 12 个月内重新评估 1 次。对于筛查阳性有治疗指征的患者，建议在 6 个月内尽快治疗，若失访，建议在治疗前再次评估。

三、筛查流程

本次建议总结了 2 种模式的筛查流程：筛查－治疗模式及筛查－分流－治疗模式，一共 7 种方案。我国目前常用的方案为 HPV-DNA 检测，细胞学检查作为分流检测，结合二者结果评估阴道镜检查指征，对异常结果者进行治疗。二者结合可减少不必要的阴道镜操作，但近年来，研究者更多地关注于如何开发高准确性的分流方案，尤其是无创方案，以减少不必要的有创性操作，其中宫颈脱落细胞 DNA 甲基化状态作为分流方案，其效能正逐步被验证。

相关文件链接网址如下。

（1）WHO guideline for screening and treatment of cervical precancer lesions for cervical cancer prevention, Second edition. https://www. who. int/publications/i/item/9789240030824.

（2）WHO guideline for screening and treatment of cervical precancer lesions for cervical cancer prevention, second edition: use of mRNA tests for human papillomavirus （HPV）. https://www. who. int/publications/i/item/9789240040434.

2023 年最新版《中国子宫颈癌筛查指南（一）》发布

为实现消除宫颈癌的目标，中国妇产科临床杂志于 2023 年 7 月发表了由我国 7 个学（协）会专家共同制定的宫颈癌筛查指南。《中国子宫颈癌筛查指南（一）》明确了我国宫颈癌的筛查目的，制定了适宜我国国情的宫颈癌筛查方法，以及筛查目标人群，包括特殊人群的筛查指导原则，为广大临床医生及参与宫颈癌防治的医务人员提供依据，提高宫颈癌筛查管理水平。该指南推荐高危型 HPV 核酸检测作为宫颈癌的初筛方法，并采用经国内外权威机构认可且经临床验证可用于初筛的 HPV 核酸检测方法和试剂（推荐级别：Ⅰ类）。推荐联合筛查用于医疗卫生资源充足地区人群、机会性筛查人群，以及部分特殊人群的宫颈癌筛查（推荐级别：Ⅰ类）。

HR-HPV 持续性感染是导致宫颈癌发生的主要原因。2021 年 WHO 发布的《宫颈癌前病变筛查和治疗指南（第 2 版）》，以及我国国家卫生健康委员会发布的宫颈癌筛查项目推荐方法中建议对 14 种高危型 HPV 进行核酸检测。高危型 HPV 核酸检测作为初筛方法的优势包括：检出癌前病变的灵敏度高、阴性预测值好，可延长筛查间隔；机器操作，人为干扰因素少，质量容易控制。

一、常规筛查方案

（1）筛查起始年龄为 25 岁的女性，主要基于 < 25 岁的女性 HPV 感染率较高，但多为一过性感染；宫颈癌的发病率低，如果过早干预可能对妊娠结局产生不利影响。随着年轻女性 HPV 疫苗接种率的逐渐升高，HPV 相关癌前病变和癌的发生率可能会进一步下降。

（2）25 ~ 64 岁的女性采用每 5 年 1 次的单独 HPV 核酸检测，或联合筛查，或每 3 年 1 次的细胞学检查。

（3）筛查终止年龄为 65 岁以上的女性，如果既往有充分的阴性筛查记录（即 10 年内有连续 3 次细胞学检查，或连续 2 次的 HPV 检测或联合筛查，且最近一次筛查在 5 年内，筛查结果均正常），并且无 CIN、HPV 持续性感染，以及无因 HPV 感染相关疾病治疗史等高危因素，可终止筛查。对于 65 岁以上，如从未接受过筛查或 65 岁前 10 年无充分阴性筛查记录或有临床指征者，仍应进行宫颈癌筛查。

二、特殊人群的筛查

（1）对于 25 岁以下存在多个性伴侣史、过早性生活、感染 HIV 等高危因素女性，推荐提前筛查并适当缩短筛查间隔。

（2）妊娠期女性的筛查：对于从未接受过宫颈癌筛查、未进行规范宫颈癌筛查、恰好需再次行宫颈癌筛查的女性，建议在孕前检查或者第一次产前检查时进行宫颈癌筛查，筛查方法采用单独细胞学检查或联合筛查。

（3）子宫切除术后女性的筛查：①对于因宫颈癌前病变行子宫全切术的女性，每年进行联合筛查，若联合筛查 3 次结果均为阴性，延长至每 3 年 1 次，持续 25 年。②对于因良性子宫疾病（非宫颈癌前病变）切除子宫的女性，因阴道癌发病率低，若无可疑临床症状或体征，不推荐常规进行筛查。对于宫颈切除术前癌前病变不明确的患者，若有临床可疑症状或体征，建议进行联合筛查。

（4）免疫功能低下人群的筛查：推荐对于有性行为的免疫功能低下的女性尽早进行筛查，筛查策略遵循 HIV 感染人群。

（5）预防性 HPV 疫苗接种后的筛查：该人群的筛查策略同普通人群。

作者后记

本书自 2017 年出版以来，受到广大读者的好评，我深受鼓舞。它不仅能为临床医生授业解惑，还能成为患者聊以慰藉的"圣经"。很多患者由于被长期迁延不愈的 HPV 感染困扰，精神压力大，甚至长期处于焦虑状态。自从阅读这本书之后，很多患者反馈说，每当因为 HPV 感染而心烦意乱时，就拿出这本书读一读，立刻就释然了很多。患者通过认真地阅读本书，对疾病本身有了深入的了解，感觉 HPV 感染并没有之前所理解得那么可怕。宫颈发生 HPV 感染，且当其变成持续性 HPV 感染之后，机体的免疫系统很难识别并将其清除，如同乙型肝炎病毒携带者一样，HPV 长期存在，目前也尚无有效的药物将其彻底清除。因此，重要的是发现 HPV 感染，并能坚持长期、定期随诊，目的是发现病毒感染所致的外阴、阴道、宫颈的癌前病变，并能进行早期干预与治疗，防止进一步加重，导致宫颈癌的发生。因此，感染了 HPV，一定要定期检查，不需要过度紧张，也不需要过度频繁地进行 HPV 检测和 TCT 检查。国内外都有非常好的循证医学证据表明，间隔一定时间，同时在必要时进行阴道镜检查是非常安全的。

由于 HPV，特别是高危病毒种类的多样性，以及病毒感染多中心的特点，无论是手术后还是物理治疗后，病毒可能转阴，也可能未转阴，还可能转阴后又复阳，都是非常常见的，不需要过度紧张，无论哪种情况均需要长期、定期随诊。

本书除了更新一些参考文献之外，还对绝经期女性高危型 HPV 感染的管理理念进行了更新，以及应广大读者的要求增加了一些病例分享以满足患者需求。

金　力

2025 年 4 月

出版者后记
Postscript

　　科学技术文献出版社自 1973 年成立即开始出版医学图书，50 余年来，医学图书的内容和出版形式都发生了很大的变化，这些无一不与医学的发展和进步相关。"中国医学临床百家"丛书从 2016 年策划至今，感谢 1000 余位权威专家对每本书、每个细节的精雕细琢，现已出版作品数百种。2018 年，丛书全面展开学科总主编制，由各个学科权威专家指导本学科相关出版工作，我们以饱满的热情迎来了"中国医学临床百家"丛书各个分卷的诞生，也期待着"中国医学临床百家"丛书的出版工作更加科学与规范。

　　近几年，中国的临床医学有了很大的发展，在国际医学领域也开始崭露头角。以首都医科大学附属北京天坛医院牵头的 CHANCE 研究成果改写美国脑血管病二级预防指南为标志，中国一批临床专家的科研成果正在走向世界。但是，这些权威临床专家的科研成果多数首先发表在国外期刊上，之后才在国内期刊、会议中展现。如果出版专著，又为多人合著，专家个人的观点和成果精华被稀释。为改变这种零落的展现方式，作为科技部主管、中国科学技术信息研究所主办的中央级综合性科技出版机构，我们有责任为中国的临床医师提供一个系统展示临床研究成果的舞台。为此，我们策划出版了这套高端医学专著——"中国医学临床百家"丛书。

"百家"既指临床各学科的权威专家，也取百家争鸣之义。

丛书中每一本书阐述一种疾病的最新研究成果和专家观点，按年度持续出版，强调医学知识的权威性和时效性，以期细致、连续、全面展示我国临床医学的发展历程。与其他医学专著相比，本丛书具有出版周期短、持续性强、主题突出、内容精练、阅读体验佳等特点。在图书出版的同时，同步通过万方数据库等互联网平台进入全国的医院，让各级临床医师和医学科研人员通过数据库检索到专家观点，并能迅速在临床实践中得以应用。

在与作者沟通过程中，他们对丛书出版的高度认可给了我们坚定的信心。北京协和医院邱贵兴院士说"这个项目是出版界的创新……项目持续开展下去，对促进中国临床学科的发展能起到很大作用"。我们感谢这么多临床专家积极参与本丛书的写作，他们在深夜里的奋笔，感动着我们，鼓舞着我们，这是对本丛书的巨大支持，也是对我们出版工作的肯定，我们由衷地感谢作者的支持与付出！

在传统媒体与新兴媒体相融合的今天，打造好这套在互联网时代出版与传播的高端医学专著，为临床科研成果的快速转化服务，为中国临床医学的创新和临床医师诊疗水平的提升服务，我们一直在努力！

科学技术文献出版社

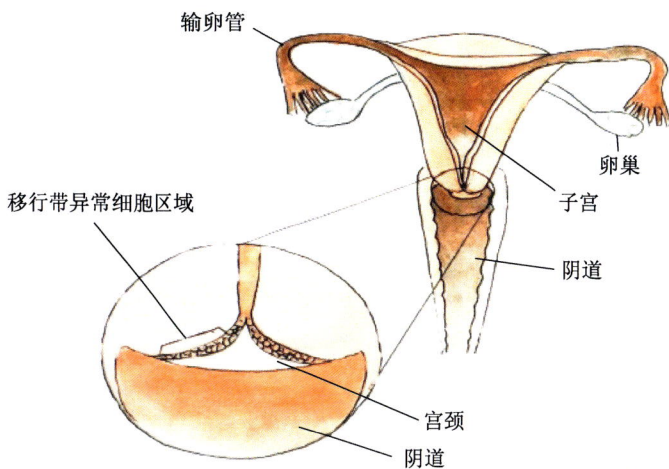

彩插 1　宫颈移行带局部放大示意（见正文第 51 页）

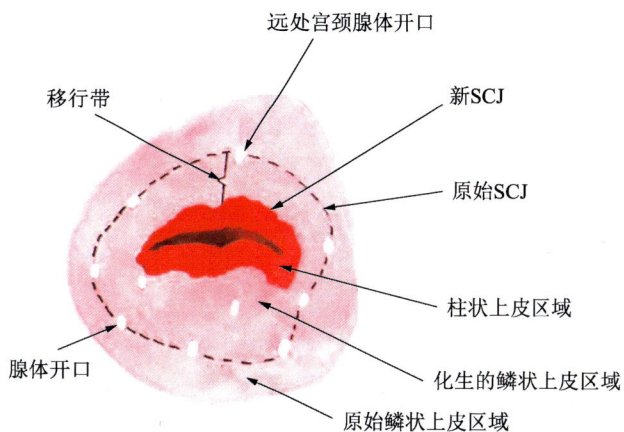

彩插 2　宫颈移行带上皮区域示意（见正文第 51 页）

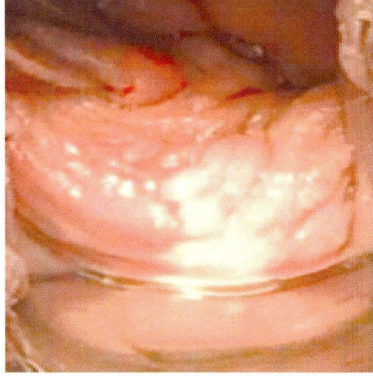

彩插 3　醋白试验阳性区域（见正文第 69 页）

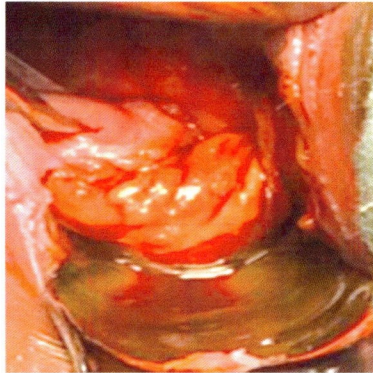

彩插 4　碘不着色区域（见正文第 69 页）